だいわ文庫

精神科医が教える

50歳からのお金をかけない健康術

保坂 隆

JN211802

大和書房

はじめに——健康は人生でいちばん大事な〝資産〟

最近の日本の高齢者は実年齢よりずっと若々しく感じられます。実証データからも、加齢にともなう心身の変化は十数年前と比較して、五～一〇年遅れてきていることが明らかになっています。実際、まわりを見回しても、みな、本当に若いですね。

内閣府の調査でも、自分が高齢者と感じる年齢を「六五～六九歳」と答える人は四人に一人の割合。七〇～七四歳でも「自分を高齢者」だと思っている人は約半数です。これからは「高齢者だ」と思う年齢は実年齢にとらわれず、自分が決めればいい、という時代になったのだと思います。

同時に、誰もが、いつまでも若々しく健やかでいる年のとり方をめざさなければならない。それが求められている時代になったのだとも言えるのではないでしょうか。

老後の健康は、生活習慣に気をつければある程度守れることから、最近は、「老後の健康は自分の責任だ」と言われるようになっています。

「長寿は喜ばしいことだけれど、老後を支えるお金が心配だ」という声も聞こえてきますが、よく聞いてみると、「日々、暮らしていくお金は年金などでなんとかなる。でも、病気になったらとか、老人施設に入るときの入居金や毎月の支払いが心配だ。そのときのためにある程度の蓄えがなければ……」という声が大半を占めています。

たしかに心配なのはわかります。それなら、老後の健康をめざして、いまできることから始めてみませんか。体が節目を迎える五〇代ごろから健康を意識した生活を心がけていけば、病院に支払うお金もそんなにかからないでしょうし、最後まで自宅で過ごすことができ、施設入居などの出費のリスクも最小限度に抑えることができるでしょう。

心身ともにいつまでも健康でいることは、社会のためになる生き方だとも言えます。

現在、すでに、このままでは介護保険など高齢者福祉制度がパンクしてしまうという危機感が迫っています。でも、一人でも多くの人が健康に年齢を重ねていけば、福祉制度の危機も避けられるようになるでしょう。

なによりも、**健康は人生いちばんの幸せ**です。「病気の王様より、健康な乞食《こじき》のほうが幸せだ」というパスカルの言葉どおり、お金を握りしめて病院のベッドで過ごす老後はかえってむなしいような気がします。

「だから、私は健康には人一倍、気を使っていますよ」と胸を張る人もいるかもしれません。「私はジムに通っている」とか「サプリメントを何種類も飲んでいる」と自慢そうに言う人にもよく出会います。それをいけないというわけではありませんが、なかには、「健康第一」が行きすぎて、〝健康オタク〟と言いたいような人も少なくありません。私はこうしたバランスを失った健康意識の持ち主にも、警鐘を鳴らしたいと思っています。

健康書の先達『養生訓』で、貝原益軒《かいばらえきけん》も「余生を楽しむためには、心と体が健康であることが第一の条件だ」というように書いており、健康のための健康という思い込みに陥ることを戒めています。

なんのために健康を保とうとするのか。健康を気づかう暮らしの目的は、一日一日を楽しみ、幸せに過ごすためだということを、しっかり頭に刻んでおきましょう。

最高の健康法は〝健やかな気持ちで暮らすこと〟に尽きます。その秘訣《ひけつ》を一言で言うならば、**一日一日をいい加減に過ごさないこと**です。

ちゃんと食べ、ちゃんと体を動かし、ちゃんと眠る。さらに、いらぬ心配をしないで、毎日、大らかに明るい気持ちで過ごす。これ以上の健康法はありません。

健康は貯金とよく似ていて、高齢になってから急に努力しても間に合いません。若さに陰りが出る五〇代ごろから、暮らしのなかでできる努力をコツコツ積み上げていって、初めて老後の健康が手に入るのです。

本書で紹介する健康法は、日常生活のなかでできるちょっとした心がけや、あんがい思い違いをしていることなどが中心です。特別にお金がかかることもありません。どれも簡単で、歯をくいしばってがんばらなければならないというようなことも入っていません。そういう努力はストレスになりやすく、かえってマイナス効果になる可能性が高いくらいだからです。

健康の秘訣は「継続と積み重ね」に尽きます。継続しているうちに、努力から習慣になり、ごく自然に健康的な生き方ができるようになっていく。その結果、心も体も健やかで年齢知らず。こういう人が増えていけば、高齢社会が加速しても、深刻な社会問題になる可能性を抑えることができるでしょう。

人生は一度きりです。いくつになっても、健やかに最高の人生を生きたいもの。そのために欠かせないのが「簡単にできる心と体の健康法」です。さっそく実行して、老後を人生最高の黄金期にしてください。

保坂　隆

精神科医が教える
50歳からの
お金をかけない健康術

目次

第1章 日常生活の一工夫で、ボケにくい人に変わる

脳力の低下を防ぎ、
一日一日を
自分らしく生きる

第2章 あなたも「一生、元気に歩ける人」になる

これが「寝たきりにならない」科学的な方法

第3章 少しのお金でもアンチエイジング食生活ができる

「ぽっちゃり体形」にならない第一歩

第4章 老いを楽しむ人づきあいの秘訣、教えます

人は一人では
決して幸せになれない

第5章 今日から実践！ 機嫌よく暮らすにはコツがある

たった一度の人生、
ストレスをためない
心構え

第 1 章

日常生活の一工夫で、ボケにくい人に変わる

脳力の低下を防ぎ、一日一日を自分らしく生きる

五〇代からの健康努力が、寿命を決めている

「明日のことを語ることができる」というのは、
それだけで大変な宝物を手にしているようなもの。（小澤竹俊）

少し前までは、一〇〇歳を超えていると聞くと、のけぞって驚いたもの。ところが最近は、誰の身近にも一〇〇歳近いとか一〇〇歳を超えた人がいる、そんな時代です。一〇〇歳超えの人を「センテナリアン」と言います。一世紀は「センチュリー」ですから、まさに「一世紀を生きた人」ということですね。

健康長寿の時代のお手本のようなセンテナリアンは世界中で増え続けています。二〇一六年現在、世界中に四五万人。日本には約六万五七〇〇人おり、人口一〇万人あたり四二・七六人となり世界一です。しかも現在、一年に三〇〇〇〜四〇〇〇人のペースで増えており、このペースでいくと二〇五〇年には、日本のセンテナリアンは七〇万人に達すると見られています。

喜ばしいのは、その実数が増えるだけでなく、心も頭も体も元気なセンテナリアン

が増えていること。最近、さまざまな研究所で「センテナリアンに関する調査」が行われていますが、その結果、「糖尿病と動脈硬化が少ないこと。四〇～五〇代のうちに健康を意識したライフスタイルを確立しておくと、人生の後半になって大きな差になって現れてくること」が明らかになってきました。

▼ボケるのは自然の摂理か

センテナリアンのうち約八〇％はなにかしらの病気にかかっているそうですが、逆に言えば、二〇％は元気で生き生き暮らしていることになります。この**元気な人たちは、四〇～五〇代に生活習慣病になりにくい暮らし方を取り入れ、続けてきた人**なのです。

認知症を発症する割合もだいたい同じで、センテナリアンの八五％が程度の差こそあれ認知症を発症しています。これも視点を変えれば、一〇〇歳を超えても認知症もなく、自分らしくしっかり生きている人が一五％もいるということです。

老後の不安について調査すると、「お金と健康」の二つに集約されますが、このうち、健康に関しては、多くの人が「ボケが怖い」と回答しています。

年をとって、多少記憶力が衰えるのは普通の「加齢現象」ですが、医師から認知症と診断される状態になると一人では生活ができなくなり、**なにより悲しいのは、せっかくの長寿を喜ぶことも楽しむこともできなくなってしまう**ことでしょう。

また、介護者の立場であれば、介護している親などと笑ったり怒ったりの感情がつながっているうちはやりがいを感じますが、相手が認知症で、なにをしても反応が乏しければ、むなしさを感じ、介護を重い負担と考えるようになっても無理はないと言いたくなります。

認知症の最大の原因は加齢で、寿命の延びとともに認知症の患者数も年々増加の一途。団塊の世代が七五歳以上になる二〇二五年には、六五歳以上の五人に一人、約七〇〇万人が認知症になるという予測データもあります。

だからといって、いたずらに恐れる必要はありません。認知症の研究も急速に進んでおり、ある程度予防できること、症状を改善できることがわかってきています。

私は、「認知症予防や改善できる暮らし方を心がけることは、自分の人生に対する責任の一つである」と言い切ってもいいと考えています。

「高齢になっても成長する脳細胞」は誰でももっている

お前がいつか出会う災いは、
お前がおろそかにしたある時間の報いだ。（ナポレオン）

少し前まで、認知症はある意味で〝宿命的なものだ〟と受け止められてきました。ところが最近、認知症をめぐる解釈は革命的と言いたいくらい大きく変わってきています。たとえば、遺伝との関係です。

たしかに、親がボケた人の子どもは認知症になりやすい傾向があるのは事実です。しかし、それは遺伝子の問題というより親の生活習慣を受け継いでいるからで、**認知症の遺伝的要素はあまり高くありません**。

認知症には「アルツハイマー型認知症」「脳血管性認知症」「レビー小体型認知症」などいくつかのタイプがありますが、最も多いのはアルツハイマー型認知症で一〇人のうち四～五人はこのタイプ。次いで多いのは脳血管性認知症で一〇人のうち三人です。この二つの原因を防げば、認知症はある程度、予防できると言えることになりますね。

アルツハイマー型認知症は、脳内にアミロイドβやタウたんぱくという物質が異常にたまって脳の神経細胞が萎縮し、脳全体がスカスカになった結果、記憶障害や幻覚、徘徊《はいかい》などの認知症特有の症状が出てくるタイプです。

脳血管性認知症は、脳の血管が詰まる脳梗塞、脳の血管が破れる脳出血などによって、脳神経に酸素や栄養分が送り届けられなくなって起こる機能障害です。予防法は血流をサラサラに保つ、脳の血管を丈夫に保つなど、基本的には中年からの生活習慣病対策がいちばんです。

アルツハイマー型認知症の原因となるアミロイドβやタウたんぱくの蓄積などは、一見、生活習慣病とはあまり関係がないように思えますが、実際は、**アルツハイマー型認知症を発症する人の多くが複数の生活習慣病をもっている**ことがわかっています。

逆に考えれば、「生活習慣病を予防する＝認知症の予防にもなる」わけで、最近では、認知症予防のためにも、中年からの生活習慣の健全化に力をいれるようになっています。

▼使えば使うほど、脳細胞は活性化する

二〇世紀末、脳の活動に関して、それまでの定説をひっくり返す大発見があり、脳

の常識が一八〇度転換してしまいました。それは実にうれしい発見でした。

それまでの医学では長いこと、「脳細胞は一日に約一〇万個ずつ消滅していき、再生されることはない」と言われていました。つまり、老化にともない脳の機能が衰えていっても、回復は望めないと考えられていたのです。

しかし、一九九八年、アメリカのソーク研究所のエリクソン博士は、「ヒトの脳細胞は七二歳を過ぎても増えることを確かめた」と発表したのです。

エリクソン博士によると、とくに増えたのは**記憶をつかさどる海馬《かいば》や、人間の特長である思考をつかさどる前頭葉《ぜんとうよう》の細胞**だそうです。記憶や思考力を回復できれば、いつまでも人間らしさを保っていられると言えますね。

その後、脳研究はさらに進められ、大人の脳も使えば使うほど構造が変化し、機能が向上することも明らかになってきました。

よく知られているのはロンドン大学のマグワイア博士の研究で、ロンドンのタクシー運転手は、経験を積めば積むほど、脳の海馬が大きくなっていることを明らかにしたものです。

タクシー運転手はロンドン中の数万もの地形、通りなどをすべて覚え、お客が通りの名前を言っただけで、間違えることなく、最短の距離で運転していかなければならないとされています。そのため、免許を取得するには厳しい試験をパスしなければなりません。さらに免許は数年に一度更新しなければならず、そのたびに彼らはまた猛勉強を繰り返します。

タクシー運転手は中年以降の人が多いのは、日本もイギリスも同じ。マグワイア博士はベテランタクシー運転手の海馬が発達していることを検証し、記憶を鍛える努力をしていると、中年以降でも脳が発達していくことを証明したと言えます。最近では、MRI技術の進化により、脳を使うと神経細胞の突起などが増え、細胞の数も増えてくることがよりクリアに観察されています。

これらの事実から、認知症だと診断されても、**脳を意識して使うように努力すれば、ある程度の回復や、進行を遅らせる可能性がある**と断言してよいでしょう。

脳を使う努力は、認知症予防のためだけでなく、年齢とともに物忘れが増えてくる普通の老化にも効果があることは言うまでもありません。

複数のことを同時に行うデュアルタスクで、脳が活性化する

楽しんでやる苦労は、苦痛を癒すものだ。
（シェイクスピア）

私たちは、子どものころ「集中しなさい」とか「よそ見しないの」と言われ続けたせいか、二つ以上のことを同時に行うデュアルタスクは「いけない」と思い込んでいるかもしれませんね。

ところが最近の脳研究の結果、デュアルタスクは認知症の改善に効果が見られること、さらに認知症予防にも効果があることがわかってきました。

実はふだんから、人はデュアルタスクをごく自然にこなしています。世間話をしながら買い物をしたり、テレビを見ながらアイロンをかけたり。職場でも、同僚と話をしながらパソコンを操作していることなど珍しくないでしょう。

ところが、認知症の患者さんは、こうしたごく簡単なことでも二つのことを同時に行う能力がどんどん失われてしまうのです。そこから逆転の発想で、日ごろからデュ

アルタスク能力を鍛えて認知症を防ごうと考えるようになったわけです。

とくに、**軽度認知障害（MCI）の患者さんには、デュアルタスクがかなりの効果を示す**という事例がいくつも発表されています。

MCIとは、認知症の前段階症状で、明らかに記憶障害はあるものの日常生活は普通にでき、なかには周囲の助けを借りながら仕事を続けている例もあります。

最近、「物覚えが悪くなった」「物忘れするようになった」と感じたら、「年だから仕方がない」と放っておかず、スーパーのカゴにモノを入れるたびに合計額を暗算しながら買い物をするとか、料理をしながら好きな歌の歌詞をフルコーラスで思い出してみるなど、毎日の暮らしにデュアルタスクを取り入れてみましょう。

脳の老化にブレーキがかかり、物忘れがそれ以上ひどくならなくなるなどの効果を期待できるでしょう。

▼有酸素運動しながら頭を使うと効果倍増

デュアルタスクには、頭を複数回路使う方法と、体を動かしながら頭も使う方法があります。国立長寿医療研究センターの調査によると、前者よりも後者のほうが明らかに認知機能が向上し、MCI症状の改善も見られたそうです。

有酸素運動は体内に酸素を大量に取り込みながら行う運動で、ジョギングや数段の階段を昇り降りするステップ運動など、規則的な繰り返しのある軽い運動のことです。

酸素を多く取り込むと、脳にも酸素が多く行きわたります。このとき、デュアルタスクなど頭を働かせることを行うと、脳の活動がいっそう盛んに促されるのです。

最近は自治体の認知症予防活動にもよく取り入れられ、各地でさまざまアイディアを凝《こ》らしたデュアルタスクが行われています。たとえば、ステップ運動をしながら、「あいう」「えおか」「きくけ」「こさし」

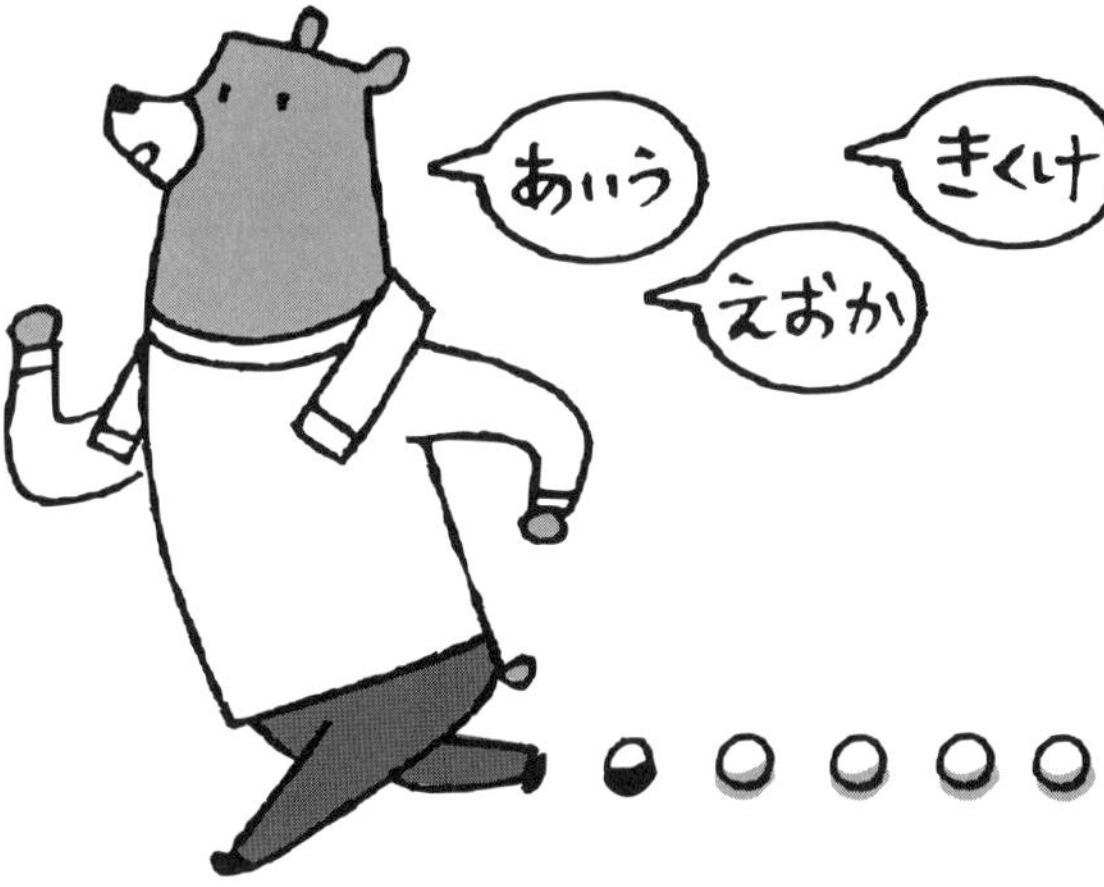

……というように、「あいうえお」を三つずつ区切って言う方法。「あいうえお」は五つの音で一段落になっているので、それを三語で区切るのはけっこう頭を使う作業になるのです。

また、ステップ運動をしながら「一〇〇引く三は？」「そこからまた三を引くと？」と連続して引き算をするデュアルタスクもよく行われています。

ステップ運動をしながらの「しりとり」もデュアルタスクの一つです。できれば単なるしりとりではなく、「動物の名前だけ」とか「花の名前だけ」「駅の名前」などと**言葉の範囲を限定して行う**など、ひとひねりを加えるとより効果的です。

慣れてきたら、三人一組になり、それぞれステップ運動としりとりをします。このとき、前の二人の言葉も繰り返して言う方法もあります。

たとえば、一人目のAさんが「にじ」と言ったら、二人目のBさんは「にじ・じてんしゃ」、三人目のCさんは「にじ・じてんしゃ・やきいも」と言います。ふたたびAさんの番になり、Aさんは「じてんしゃ・やきいも・もぐら」、Bさんは「やきいも・もぐら・らっぱ」、Cさんは「もぐら・らっぱ・パラソル」……という具合に、**前の二つの言葉を覚えておいて繰り返しながら、しりとりを行う**のです。

前の前の人の言葉を忘れてしまったり、間違えて三人で大笑いすることもあるでしょうが、これも脳トレのうち。というのは、こうしたコミュニケーションや、笑うことも、脳を活性化する大きな効果があるからです。

ただし、デュアルタスクを戸外で行うのは賛成できません。うっかり足を踏み外し、捻挫《ねんざ》や最悪の場合は骨折など思わぬ事故を招いたら、元も子もありません。できるだけ自治体の会館などを利用するようにしてください。指導者がいれば理想的です。

けん玉、あやとり……日本の昔遊びにとことんはまろう

どれだけ物を知っていても、
行動に生かされなければ意味がない。（養老孟司）

グローバルに通用する日本語が増えていますが、「KENDAMA」もその一つ。

少し前まで日本の子どもの遊びの一つだったけん玉は、いまや世界的に広がり、ストリート系ミュージシャンや演歌歌手がけん玉を使いながらのパフォーマンスで人気沸騰、という例もあるようです。

最近は、「けん玉は認知症予防に効果がある」と言われるようになり、いまやブームは若者の間から高齢者の間にもどんどん広がっています。

実際にやってみると、けん玉は想像以上に全身を使う遊びです。ひざを軽く曲げて玉を上げる準備をし、スーッと立ち上がりながら玉を揺らして上げ、これを皿で受け止めたり、けん先に刺す……。初歩的な技でも、全身を使います。

この間、しっかり足を踏ん張っている必要があることから、**太もも、ふくらはぎの**

筋肉を鍛える効果があるのです。

けん玉で大事なのはリズム感とバランス感覚です。リズムやバランスをとるためには、小脳と内耳《ないじ》の機能がうまくリンクしていなければならず、リズムやバランス感覚の乱れは脳の衰えの度合いを知る一つの目安になるとされています。

実際に、認知症の診断法の一つとして、片足立ちで二〇秒以上バランスがとれるかどうかチェックしたりもします。

リズム感やバランス感覚は、けん玉をやっているうちに自然に鍛えられていきます。その結果、**小脳の機能低下に歯止めをかけることができる**、というわけです。

いまや競技けん玉もあり、世界選手権もあるそうですが、一般に行われているのは、仲間と和気あいあいと腕前を競いあう遊び感覚のけん玉。仲間と楽しく競ったり笑ったりしていると、脳の活性化ホルモンであるドーパミンの分泌が盛んに促され、元気やヤル気が高まってくるのが感じられるはずです。

▼指を動かすと脳の働きが変わる

けん玉と同じようにバランス感覚を鍛えるのが「お手玉」。ジャグリングと同じですが、日本では手近にある布で小さな袋を作り、なかに小豆《あずき》などを入れたものを、複数個、空中に投げ上げ、次々落ちてくるところを受け止め、また投げ上げる……を繰り返す遊びで、リズム感を鍛えるには最高の遊びと言えるでしょう。

もう一つおすすめしたい昔遊びに「あやとり」があります。輪状にした紐《ひも》を指に引っかけ、その紐を指先に引っかけたり、はずしたりしながら、あるものに見えるように形づくるという遊びです。

手指は脳の認知に深く関わる前頭葉の働きと深くリンクしており、そのため、指をよく動かすことが脳の働きを活性化することはよく知られています。

あやとりは、できあがった形を「橋」や「はしご」「川」「東京タワー」などと特定のなにかに見立てます。こうして**自由にイマジネーションを広げることも、脳には非常によい刺激になる**のです。

また、一人でも二人でもできるのがあやとりの素晴らしいところ。一人あやとりの新技に挑戦したり、孫や近所のおしゃべり仲間と一緒にあやとりをしたり。そんなごやかで温かな時間をもつことも、認知症予防に効果を発揮します。

「指の体操」で脳はまったくボケずにいられる

年をとることは、何の秘密でもない。
老年に堪えることは、秘術である。（ゲーテ）

病院の待ち時間にいつも指をくるくる回している患者さんがいます。

私が勤務する病院には多数のボランティアスタッフがいるのですが、その一人が「あの患者さんはいつも落ち着きがないみたいなんです。イライラしているのかしら……」と報告してきました。よほど患者さんの様子が気になったのでしょう。

それで、なにげない様子を装って私も見守っていたら、どうも、意識して指先を動かしている様子が見てとれます。そこで、「指先の脳トレをしているのですか？」と話しかけたところ、正解！　でした。

指先と脳は密接につながっており、意識的に指を動かすと脳が活性化し、認知症予防に結びつくことは、すでに説明したとおりです。でも、ふだんの生活でよく使うのは親指、人差し指と中指の三本くらい。あんがい決まった指に集中しがちなのですね。

残りの指はそんなに動かしていないのです。

▼コマ切れ時間には指先をくるくる……

そこで、ちょっとした時間を利用して、次のような指体操で脳トレをすることをおすすめします。指先を動かすだけなので、病院の待ち時間はもちろん、電車やバスで移動中の時間、美容院でパーマをかけたり、カラーリングしている間などでもできそうです。

手指の運動は両手で行うことが大事です。二つのことを同時に行うと「脳は活性化する」と前にお話ししましたね。右手と左手を同時に使うこともデュアルタスクになります。慣れてきたら、左手と右手の動作をズラして行ったり、左右、異なる動作を行うなど、より進化した指先運動に進んでいきましょう。

以下は代表的な手指の脳トレ運動です。

❶指を回す

両手の指先をピラミッド状に合わせた状態をつくり、それから左右の親指の指先を少し離し、他の指先はつけたまま、親指の指先を、左右、ぶつからないようにくるくる回します。一〇回回したら、次は人差し指、次いで中指……と順番に回していきます。一回目に右回しをしたのなら、二回目は反対回し。最初のうちはゆっくり、だんだんスピードを上げていきます。

さらに慣れてきたら、親指と人差し指など、二本の指を同時に回すのにもチャレンジしましょう。これはかなりむずかしいですが、ハードルが高ければ高いほど効果が上がるのがトレーニング！　さあ、もう少し、がんばって！

❷手指の曲げ伸ばし

手の平を顔のほうに向けて両手を広げ、左右とも小指から一本ずつ折っていき、五本の指すべてを折り、グーになったら、親指から順に開いていきます。

中指、薬指のあたりはかなりきついでしょうが、二本同

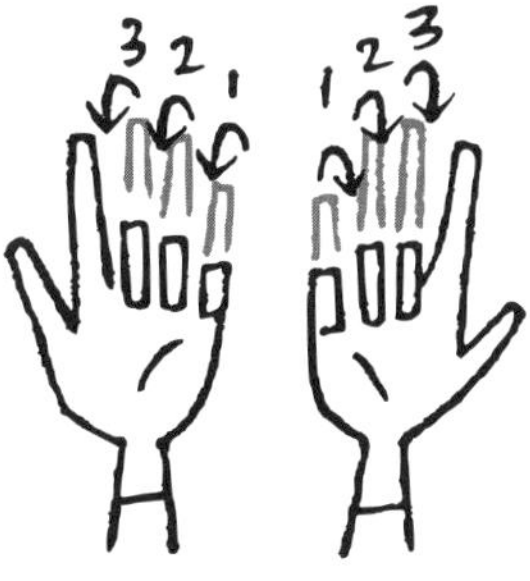

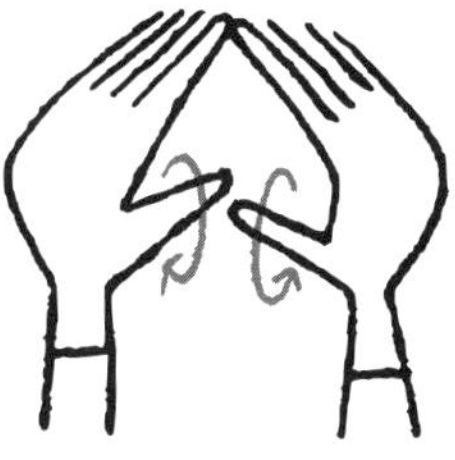

時に折らないように。広げるときも、くっつかないように、一本一本、指をしっかり伸ばして広げるようにします。

❸ 左右のどちらかを一つ遅らせて折っていく

手の平を顔のほうに向けて両手を広げ、左右の指を親指から折っていきます。このとき、片方の手はもう一方の手より一本遅れで折る。これがポイントです。

たとえば、まず、右手の親指を折り、次に人差し指に進むときに左手の親指を折るわけです。小指まで折ったら、今度は小指から順に指を伸ばしていきますが、このときも一本遅れのまま。そう、輪唱の要領です。

テレビの前などでもできますから、座っている時間は指の脳トレを習慣にしてみては？

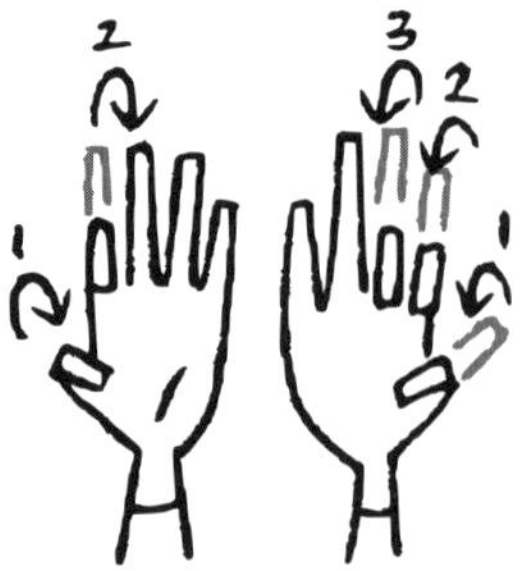

脳の健康を保つ人は、「一日一回以上」パソコンを開く

「心の窓」はいつでも、できるだけ数をたくさん、そうしてできるだけ広く開けておきたいものだ。（寺田寅彦）

私は、回復期の患者さんに、よくパソコンをおすすめしています。インターネットを利用して情報を得る目的だけならばタブレットやスマホでも十分なのですが、とくにパソコンにこだわるのは、パソコンは指を多く使うからです。

「ホムンクルス」の画像をご存じでしょうか。カナダの脳学者ペンフィールドとボルドレイが描いたもので、頭が大きく、胴体は小さいのに、手は脳とほぼ同じ大きさという奇妙な小人の画像です。

これは脳と体の部位がどうリンクして動いているかを示したものなのですが、彼らの研究からも明らかなように、手指の動きは脳と深く関係しています。そのため「**手は体の外に出た脳**」と言われているくらいです。実際、ピアニスト、バイオリニストなどや手先を使う人には、認知症が少ない傾向があると指摘されています。

入院生活中に頭をあまり使わなくなってしまう人もあり、回復期の患者さんは、体のリハビリと同様、脳の活性化も必要です。それには、指を使いながら情報も得られる、パソコンがいちばん。私はそう考えているわけです。

▼脳の老化にも好奇心が効果を発揮する

社団法人・浴風会の認知症介護研究・研修センターは、日本有数の実績をもつ認知症研究施設です。ここの研究によれば「パソコンを趣味にしている人は認知症になりにくい」傾向が見られたそうです。

この調査結果を踏まえ、高齢者のパソコン教室を開く自治体が急増中。そして、どこでも教室は大人気だそうです。

パソコンを使うと漢字を忘れやすくなるから脳の働きは衰えてしまう、と考える人もあるようです。たしかに漢字は忘れやすくなりがちですが、パソコンを使うとメールの送受信などで、文章を書く機会が増えたり、新しい情報に出会う機会も格段に増えます。

その結果、社会に対する関心を広くもつようになり、さまざまな刺激を受けて、脳はより活発に働くようになる、と言うこともできるでしょう。

こうした意味から、私は、パソコンを大いにおすすめしているわけです。

インターネットの立ち上げ画面に最新ニュースの見出しが表示されるようにセットしておくと、パソコンを使うたびにニュースが目に飛び込んできます。そのなかで興味を引かれたトピックスを開いて読み、さらに気になる言葉を検索したり、そのニュースに関連するサイトを次々検索するネットサーフィンをすると、興味と関心事が限りなく広がっていき、知識もどんどん増えていきます。

UCLAの研究では、**ネットサーフィン中の脳は血流が増え、脳を活性化する働きがあり、とくに論理思考を行う部分が盛んに活動する**ことが検証されています。

たとえば、仲間で「たまには、最近話題のレストランに行ってみないか」という話になったら、店探しを引き受け、検索やネットサーフィンを繰り返してベストな店を探してみる。こんなふうにパソコンを活用すると、脳トレ効果だけでなく、日々の暮らしの幅も広がり、楽しみも拡げられます。

硬いものが苦手な人ほど、認知症のリスクが高くなる

小さなことの軽視が後の大きな過失につながる。
（ベンジャミン・フランクリン）

最近の若い人には、あごがシュッと引き締まった、きれいな顔立ちが増えています。でもその陰に、日本人の噛《か》む力が弱くなっているという事実が隠されていることをご存じでしょうか。

そういえば、おいしいと表現したいとき、ほとんど無意識的に、「軟らかくておいしい！」と言っていませんか。こうしたところにも、だんだん噛むことを苦手とする人が増えている傾向が現れているように思います。

実は、「噛むこと」は脳の健康にとって、ものすごく大切です。噛むことによって栄養分が吸収されやすくなるだけでなく、**咀嚼《そしゃく》する（噛む）行為そのものが脳を刺激して脳の血流が増し、その結果、脳の働きを活性化する効果がある**のです。

また、噛むことにより筋肉が収縮すると、ＡＭＰＫという物資が活性化するという

データもあります。AMPKは細胞のエネルギー収支を維持するのに重要な物質で、長寿遺伝子のスイッチをオンにする働きもあると言われています。

明治大学の小野弓絵《おのゆみえ》教授が、七四歳の人のガムを噛んだ後の脳を調べた結果、記憶をつかさどる海馬や、思考や判断力をつかさどる前頭葉の活性化が認められたそうです。

また、よく噛む人と噛まない人では、高齢になってからの認知機能が大きく違ってくるという調査結果もあり、噛むことは認知症の発症と深い関係があると広く認められています。

さっそく今日から、なにか口に入れたら、**一口につき三〇回は噛む**ことを習慣にしましょう。九九歳でモンブランの氷河をスキーで滑降した三浦敬三《みうらけいぞう》さんは八〇歳から総入れ歯でしたが、一口六〇回ずつ噛む習慣をもち、一〇一歳で亡くなる直前まで、圧力なべで煮た魚や骨つきの鶏肉《とりにく》を骨ごとバリバリと食べていたそうです。

▼五〇歳前後になったら、半年に一回は歯のチェックを

「8020運動」をご存じの人も多いでしょう。大人の歯は二八本。8020運動は、

八〇歳になっても自分の歯を二〇本以上保とうという、厚生労働省などが力を入れている運動です。

東北大学大学院の歯学研究グループが七〇歳以上を調べた結果、正常な人は平均で一四・九本、軽度認知症が疑われる人は一三・二本、認知症が疑われる人は九・四本と、**自分の歯が少ない人ほど認知症になりやすい**傾向がわかったそうです。

もちろん、自分の歯が残っていれば理想的ですが、歯が抜けてしまった場合は入れ歯などで歯列を整え、しっかり噛めるようにしておけば問題ありません。

歯の治療はあまり、気が進まないものですし、入れ歯やインプラントは場合によってはかなりのコストがかかる場合もあります。

老後になってから、「痛いわ」「お金がかかるわ」という思いはしたくない。そう思うならば、五〇代前後から、半年に一度ぐらいの割合で歯科医に行き、虫歯や歯肉炎など口腔《こうくう》内をチェックするようにしましょう。そうしていれば、「8020」をクリアすることはそうむずかしくはないはずです。

歯の健康に気をつけていれば、老後になってからの大きな出費も抑えられ、歯も財布もいつまでも〝痛み知らず〟で過ごせます。

「肉を食べるとボケる」という思い込みは捨ててしまう

人間はつねに、自分が理解できない事柄はなんでも否定したがるものである。(パスカル)

作家の瀬戸内寂聴《せとうちじゃくちょう》さんの五〇〇日を追ったドキュメンタリー番組を見ていて、思わず息をのんでしまったのは、その健啖家《けんたんか》ぶり。寂聴さんは現在九〇代半ば。でも、年齢などまったく感じさせず、とにかくお元気に飛びまわっておられます。執筆活動や法話の旅、講演と、そこいらの若者顔負けでしょう。

そのエネルギーの源はどこにあるのでしょうか。五〇〇日におよぶドキュメンタリーのなかで、食事のシーンが何回か映し出されましたが、テーブルに並んでいるのはほとんど肉。寂聴さんは肉が大好きだそうで、ご贔屓《ひいき》のステーキ店に出かけたときには、二〇〇グラム、三〇〇グラムの肉をぺろりと平らげてしまうのだとか。

これまでは、高齢になったら、肉より魚、とくに青魚を積極的に食べるようにと言われてきましたが、最近は「高齢者こそ肉を積極的に食べるべきだ」と少しトーンが変わってきています。

これまでの通説だった、**肉食過多だと認知症になりやすいというデータは主に欧米発のもの**です。海外旅行先で肉料理を注文すると、ものすごい大ボリュームの肉が出てきてびっくりした経験はありませんか。実際、アメリカ人の肉の摂取量は日本人の約三倍という説もあるくらいです。

これほど大量の肉食は体にも脳にもマイナス影響があるでしょうが、日本の高齢者の肉摂取量はまだ不足ぎみ。もう少し肉を食べたほうがいいようです。

肉をしっかり食べて良質のたんぱく質を摂取すると、脳細胞はもちろん、全身の細胞が丈夫になり、加齢による衰えに歯止めをかけ、健康寿命を延ばす効果があるといえるからです。

男性では六〇グラム、女性では五〇グラム程度というのが、七〇歳以上でも毎日摂取したい肉の量です。五〇～六〇グラムの目安は、薄切り肉三枚ぐらいです。

また、肉を食べるときは肉の二倍以上の野菜を一緒に食べるようにし、バランスをとるように心がけましょう。

▼食べるほどに健康になる「羊肉」の意外な効果

脳細胞を強化・増殖するには良質のたんぱく質が必要です。牛肉、豚肉、鶏肉など、肉はどれも良質のたんぱく源。認知症の発生リスクを下げるためにも、積極的に肉を食べるようにしてください。

認知症予防という観点からは、とくにラム、マトンなどの羊肉がおすすめです。

脳の記憶力、思考力はアセチルコリンという物質と深く関わっています。このアセチルコリンを合成するときに欠かせないのがカルニチンです。脳内のアセチルL－カルニチンが不足すると脳細胞が壊れやすくなり、認知機能の衰えにつながってしまい

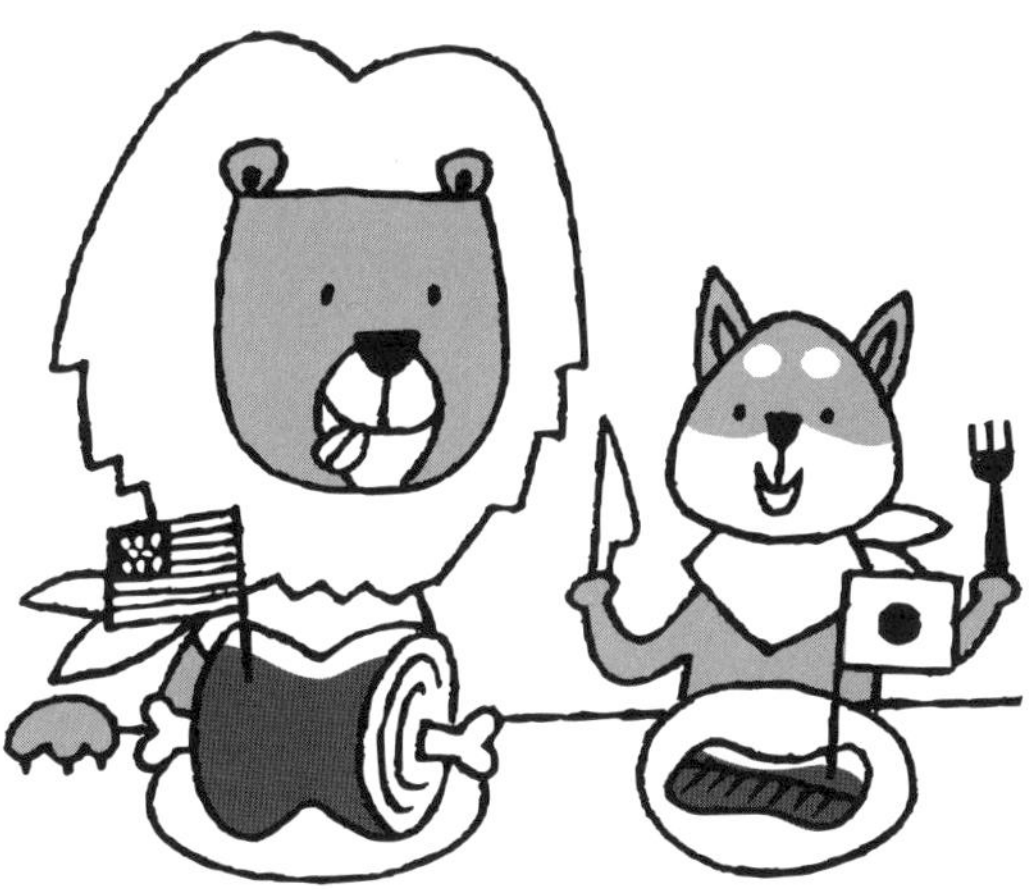

ます。

東京都脳神経科学総合研究所が、カルニチンを与えたマウスと与えないマウスを使って迷路実験を行ったところ、カルニチンを与えたマウスは迷路からの抜け出し方をすぐに覚えたのに対し、与えなかったマウスは何度繰り返しても抜け出せなかったそうです。

羊肉には、このカルニチンが牛肉の三倍、豚肉の九倍も含まれているのです。

今日はおじいちゃん、おばあちゃんと食事という日には、羊肉をジュウジュウ焼くジンギスカンがおすすめ。ふだんも軟らかなラムを積極的に食べるとよいでしょう。子羊の肉・ラムは香辛料を利かせると風味が高まり、おいしいもの。牛肉より価格も安く、財布にやさしいところも高齢者にはうれしいですね。

▼週二回は「青魚食」も欠かさずに

言うまでもなく、肉食ばかりを続けるのは脳にも体にもよくありません。脳によいことでおなじみの青魚もバランスよく食べるように努めましょう。

アメリカ・タフツ大学の研究によると、**週二回、青魚などの魚食を摂《と》っている人は、**

月に一回以下しか食べない人にくらべて、アルツハイマー型認知症は四一％減少するという結果が出たそうです。

島根大学の研究でも、青魚は記憶力向上や維持に効果を示すことが実証されています。マウスによる実験では、青魚に含まれるＤＨＡはアルツハイマー型認知症の原因物質アミロイドβの沈着を防ぐ効果が確認されています。

要するに、「肉も魚もバランスよく食べることが脳の健康にはいちばん」ということですね。偏食ぎみの人は、いまからでも偏食を克服するようにがんばりましょう。

脳を生かすも殺すも「睡眠の質」がすべて

睡眠は人間の思いのすべてを覆うマントである。眠りを発明した人に幸あれ。
（セルバンテス）

「このところ、睡眠不足ぎみでね」「うん、私もなんだ」

中年以降になると、こんな会話が増えてくるものです。五〇代ごろからそろそろ責任ある立場につく人もあり、多忙をきわめるようになると、どうしても睡眠時間を削られてしまい、その結果、慢性的な睡眠不足になりがちなのです。

ちなみに、電車のなかでぐっすり眠っている人が多いのは日本ぐらい。OECD（経済協力開発機構）の統計でも、日本人の睡眠時間は加盟国中いちばん少ないのです。

睡眠は体を休める時間だと考えている人が多いようですが、単に日中の疲れを回復するだけでなく、睡眠中は細胞分裂が最も盛んに行われています。**若々しさを保ちたいなら、睡眠不足は最大の大敵**と言われるのも納得です。

睡眠は記憶の定着作業にも関わっていることもわかっています。脳は、ひっきりなしに入ってくる情報を一時的に海馬にストックしておき、睡眠時間など、情報が入ってこない時間にそれを整理して、それぞれの脳の部位に定着させるという作業を繰り返しているのです。

つまり、睡眠時間をしっかりとり、その間に情報を整理し、必要な情報を所定の場所にしまうようにしなければ、頭のなかは日に日に混乱してしまいます。実際、寝不足を続けていると、アルツハイマー型認知症の発症につながりやすいという知見も発表されているくらいです。

アルツハイマー型認知症は脳内にアミロイドβが蓄積していくことが原因だということは前にも触れましたが、精神・神経科

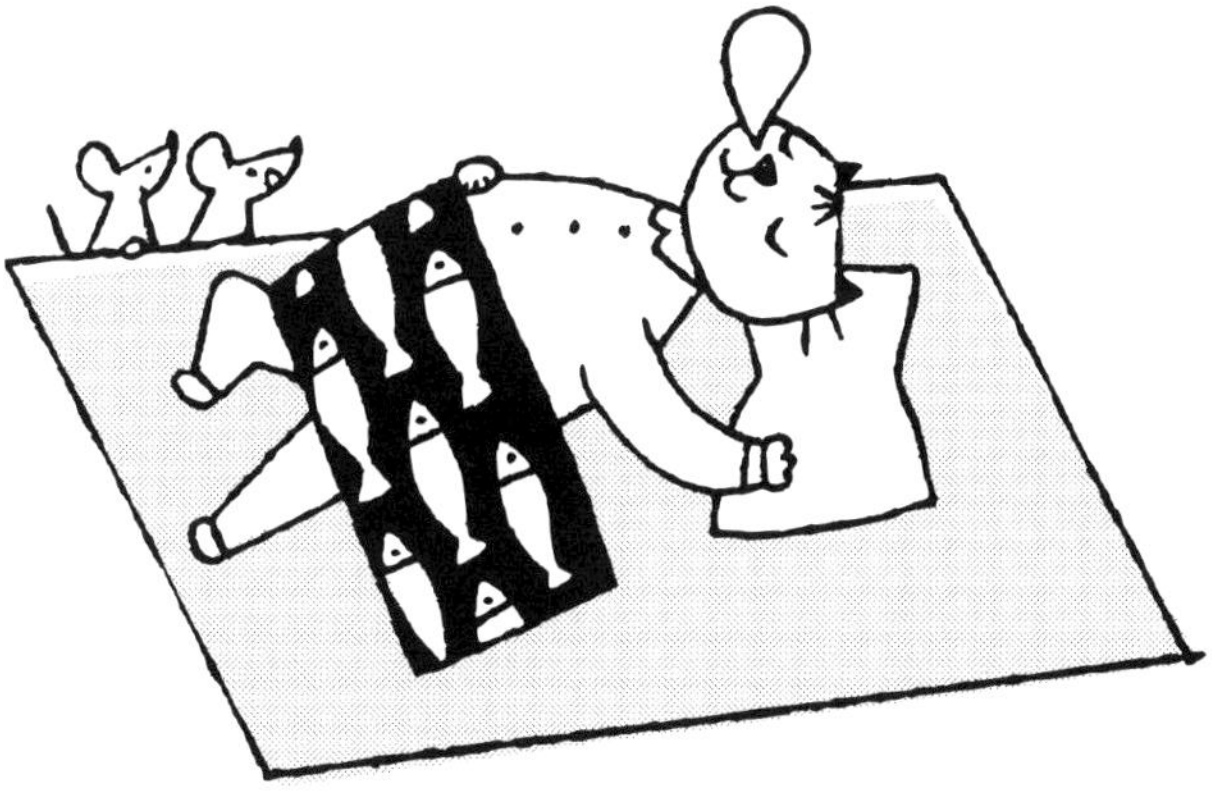

学振興財団・睡眠健康推進機構の研究によると、「**アミロイドβは起きている間に脳内に蓄積していき、深い睡眠をとることで蓄積量が低下する**」というサイクルを繰り返していることがわかりました。

アミロイドβの蓄積は、認知症発症の二〇～三〇年前ごろから始まっていることも明らかになっています。中年からの睡眠不足はかなり怖いのですね。

「どのくらい眠ればいいのですか」とよく尋ねられますが、満足する睡眠時間には個人差があるもの。一般的には、六時間以上とっていれば、まず問題はありません。

▼年齢を重ね、睡眠が不安定になってきたら

「先生、最近なかなか寝つけなくって」とか「やっと眠れたと思っても、夜中に何度も目を覚ましてしまうんです」というような相談を受けることもよくあります。

これは、加齢にともなって生体リズムが乱れてくることが原因。年齢を重ねるにつれて、日中の活動量が減ってくるので、「一日八時間眠らなければ」というような一般論にとらわれる必要はありません。だいたい六時間ぐらい眠っており、日中、とくに眠気に襲われることがなければ心配ありません。

昼間、座ってテレビを見ていることが多いというようなライフスタイルでは、疲れが少なく、眠くならないのも当然です。適度に体を動かしたり、人と会って大いにしゃべるなど、心地よく疲れるようにすれば、自然に眠くなるはずです。

寝入りにくくなったと感じても、早めに床につくのはやめること。本を読んだり、家族と過ごすなどして遅くまで起きていると自然に眠気が襲ってきます。

また、**遅めに寝た日も翌朝はふだんと同じ時間に起きる**こと。これも大事です。こうしている間に体内時計が調整されていき、しだいに夜、いつもの時間には眠くなるという生活リズムを取り戻せるからです。

体内時計の調整には、**朝起きたら、窓を開けて太陽の光を浴びる習慣をつける**ことも効果があります。時間は五分程度で十分。日光を浴びると睡眠ホルモンであるメラトニンの働きが止まり、体内時計のスイッチを切り替え、リセットできるのです。

「トイレが近く、夜中に起きることがあるので……」という人もいるでしょう。それなら、夕食がすんだら以後は水分摂取を控えてください。たいていは、これで問題解決です。

「眠れないから睡眠薬代わりに」と寝酒を飲む人もいますが、アルコールは脳を興奮させるので、寝入りばなはよくても、しばらくすると目が覚めてしまうことが多く、かえって睡眠の妨げになりやすいものです。

アルコールには頼らず、自然に眠くなるのを待つほうが健康的。できるだけ薬には頼らず、生活習慣を工夫しながら、自然な解決策をとるようにしましょう。

遊び好きなほうが健康寿命が長くなる

人間の幸福の二つの敵は、苦痛と退屈である。
（ショーペンハウアー）

奥さんを三年ほど在宅看護し、半年ほど前に見送ったKさん。ひとりっ子は海外に赴任中。事実上、突然の一人暮らしです。これから先は好きなように、自由に暮らしていこうと思うようになり、勤務先の早期退職者募集に応募。しばらくは、早めに手に入れた〝毎日が日曜日〟生活にすっかり満足していました。

ところが、退職から半年ほどたったころから、毎日、朝食が終わった後、さて、今日はなにをしようと呆然《ぼうぜん》とするようになり、「このままではボケてしまう」と急に不安になってきたそうです。そして、やはり、ときどきは決まってどこかに出かける日をつくろうと思い立ちます。

市の広報紙で、Kさんが見つけたのが「**健康マージャン**」でした。

「マージャン」という文字を見たとき、Kさんは「公共の施設でマージャンをやっているなんて！」と驚いたそうですが、実はマージャンは、「認知症予防に最高！」と言ってよい遊びです。そのためか、自治体主催のセンターや高齢者施設ばかりでなく、カルチャーセンターのレッスンメニューにも「マージャン教室」があるのをよく見かけます。

マージャンにはさまざまな上がり手があり、手元の牌《パイ》と順番に取り込む牌を見くらべ、どういう手を揃えていくか判断しながら、手元の牌をどれか一つ切っていきます。このとき、相当の思考力と決断力が求められ、「なんとか勝ちたい！」という競争心も脳をビンビン刺激します。

しかも、上がり手の点数を計算するのはほとんど暗算。「ドラ」と呼ばれる特別な牌があることも多く、けっこう複雑な計算を暗算で行うので、かなりの脳トレ効果が期待できるのです。原則四人で遊ぶゲームですから、自然に友だちができ、ゲーム中、自然におしゃべりに花を咲かせることになるので、とにかく楽しい。

こうしてみると、マージャンはまさに認知症予防にうってつけだとわかります。

篠原菊紀《しのはらきくのり》諏訪東京理科大学教授が実際に高齢者にマージャンをやってもらい、マージャンをしているときの脳の状態を測定したところ、**「マージャンをしている人の脳は、平均より三歳若かった」**そうです。

実際、自治体の「健康マージャン」の集《つど》いに通うようになってから、Kさんはマージャンの日が待ち遠しくてたまらなくなり、最近はその集いで出会った仲間と、集いの日以外にも卓を囲むようになって、いまでは生き生きとした表情を取り戻しています。

▼チェス、将棋・囲碁もおすすめ

認知症予防に効果があるのはマージャンだけではなく、チェスや将棋、囲碁もかなりの効果を示すことが実証されています。

一例をあげれば、「週三回以上チェスをやる人は、なにもしない人にくらべて、認知症リスクが約六〇%低減した」というニューヨークで五年以上にわたって行われた追跡調査の結果もあります。

囲碁や将棋の認知症予防・回復効果についても、次々新しい知見が発表されていま

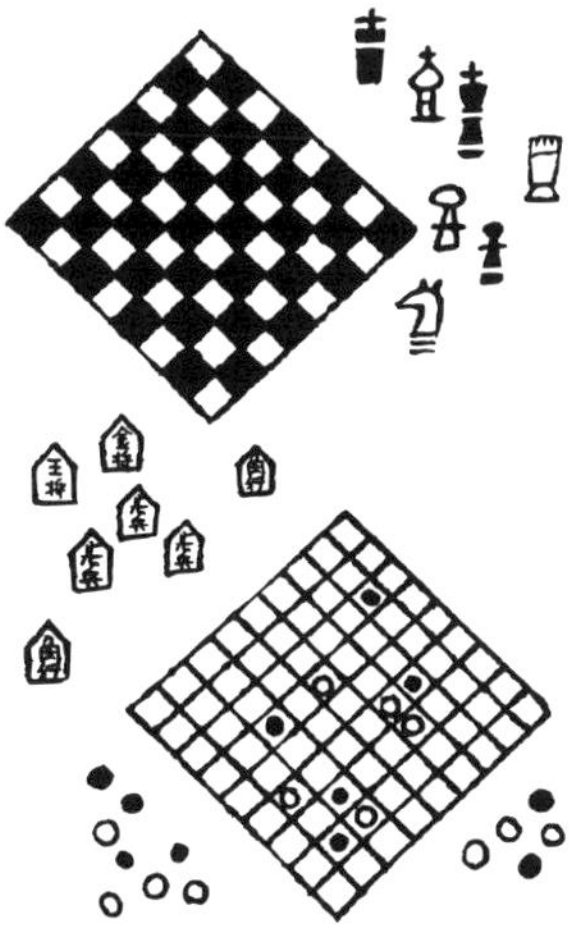

す。なかには、MCIの人に、趣味が将棋だと聞いて、将棋教室に入ることをすすめたところ、一年後にMCIが回復したという症例も報告されています。

マージャン、チェス、囲碁や将棋が認知症予防やMCIを回復させる効果があるのは、「相手の心理を読む」という高度な脳機能を鍛えるからと考えられています。**勝ち負けがかかっていることも脳を刺激する要素**です。人は本来、非常に負けず嫌いな一面があり、相手がいると「負けたくない」と強く思うようになり、よりいっそう脳を働かせるというわけです。

ここでお金を賭《か》ければ、もっと脳を使うでしょうが、老後の楽しみに行うのはあくまでも健康マージャン。仲間でマージャンをするときも、お金は賭けないこと。また、お酒・タバコを飲みながらやらないことも決まりにし、あくまでも「健康マージャン」に徹しましょう。

遊びついでに言えば、カラオケも非常によい脳トレです。大きな声を出すこと、リズムに乗ること、歌詞を覚えること、さらに最近のカラオケは点数も表示されるので、負けん気も刺激されます。

遊びを通じて、楽しみながら脳トレができるなんて最高ですね。

第2章

あなたも「一生、元気に歩ける人」になる

これが「寝たきりにならない」科学的な方法

下半身の筋肉を鍛えて、病気を遠ざける

筋肉を十分使っている人は病気にかかりにくく、いつまでも若々しい。
（ヒポクラテス）

「退院の日を迎えられて、本当によかったですね。また、ここに戻ってこないようにしてくださいね」

医師というのも因果な仕事で、これまでお世話してきた患者さんがすっかり回復して退院を迎える日、つまり、もう自分を必要としないようになることがいちばんうれしいのです。とくにうれしいのは、患者さんが自分の足で歩いて退院していくこと。

人間は〝動物〟です。生物学的な動物の定義には、オスとメスがあり、受精して繁殖することなどいくつかの条件があるようですが、いちばんの要点は、運動能力と自己感覚をもっていることです。平たく言えば、「自分はこうしたいというような精神活動があり、その思いのままに、自分で動けること」。これが動物と言える条件だとされています。

人の動きを可能にしているのは筋肉です。筋肉は人の体組織の約四〇%を占めているくらいで、どれほど大事なものかがわかります。

その大事な筋肉の約七〇%は下半身にあります。立つ、歩くなど、人としての機能を支えるには、下半身にこのくらい筋肉が必要なのです。

しかし、筋肉の働きは動くことだけではありません。たとえば全身の血行も、筋肉と深い関わりがあります。

下半身の筋肉量が減少すると、下半身にあった血液が上半身に移動し始め、上半身の血液量が増えてしまいます。その結果、高血圧、脳卒中、心筋梗塞などの誘因になることが多いのです。

また、筋肉内では血中糖分の燃焼が行われていますが、筋肉量が減少すると、その燃焼が減少します。すると、血液中に糖がたくさん残存し、糖尿病発症の引き金になったり、糖尿病を悪化させる誘因になります。

さらに、腎臓《じんぞう》、副腎、泌尿・生殖器など、下半身にある臓器の働きは下半身の筋肉量と深く関わっており、筋肉量が減るとこれらに関する病気にもなりやすくなります。

また、筋肉は人体最大の発熱器官で、**下半身の筋肉が減少すると冷え性になりやす**

くなってしまいます。近年、冷え性はさまざまな病気や腰痛、ひざ痛などの原因になることがあるとわかってきました。冷え性だと、うつになりやすいとも言われ、実際に、うつの治療に冷え性の対策を取り入れている医師もいます。

▼筋肉はいちばん衰えやすく、いちばん失われやすい

これほど大事な筋肉なのに、皮肉なことに、人の衰えは筋肉から始まります。二〇歳のときの筋肉量にくらべると、**五〇歳で約一〇%、八〇歳ではなんと約三〇%も減少してしまう**のです。四〇代に入ったころから筋肉の水分量や繊維数が減っていき、筋萎縮が起こるためです。とくに歩行に大事な下半身の筋肉のほうが衰えやすく、下半身は上半身の三倍のスピードで衰えると言われています。

筋肉がどのくらい衰えやすいかは、身をもって経験したことがある人もいると思います。入院などで筋肉を動かさない生活が続くと、すさまじい勢いで筋肉は落ちていきます。若い人でも一週間安静にしていて筋肉を動かさないと、一〇~一五%もの筋肉が失われ、すぐには立ったり歩いたりがスムーズにできなくなってしまうくらいです。

五〇歳を超えたころから筋肉はさらに衰えやすくなり、高齢者は一か月も寝ていると、その後の回復がむずかしくなり、寝たきりになる確率が高くなります。

実は、**高齢者が寝たきりになる原因のトップは骨折**です。とくに女性は閉経するとホルモンの関係で骨が弱くなりやすく、骨折が増えてくるので要注意です。

大腿骨骨折《だいたいこっせつ》だと回復までに早くて三～四か月かかるのが普通。この間に下半身の筋肉がすっかり落ちてしまい、立ったり歩いたりが不自由になり、そのまま寝たきりになってしまうことは決して珍しくありません。

現在、日本では、下半身の筋肉不足から

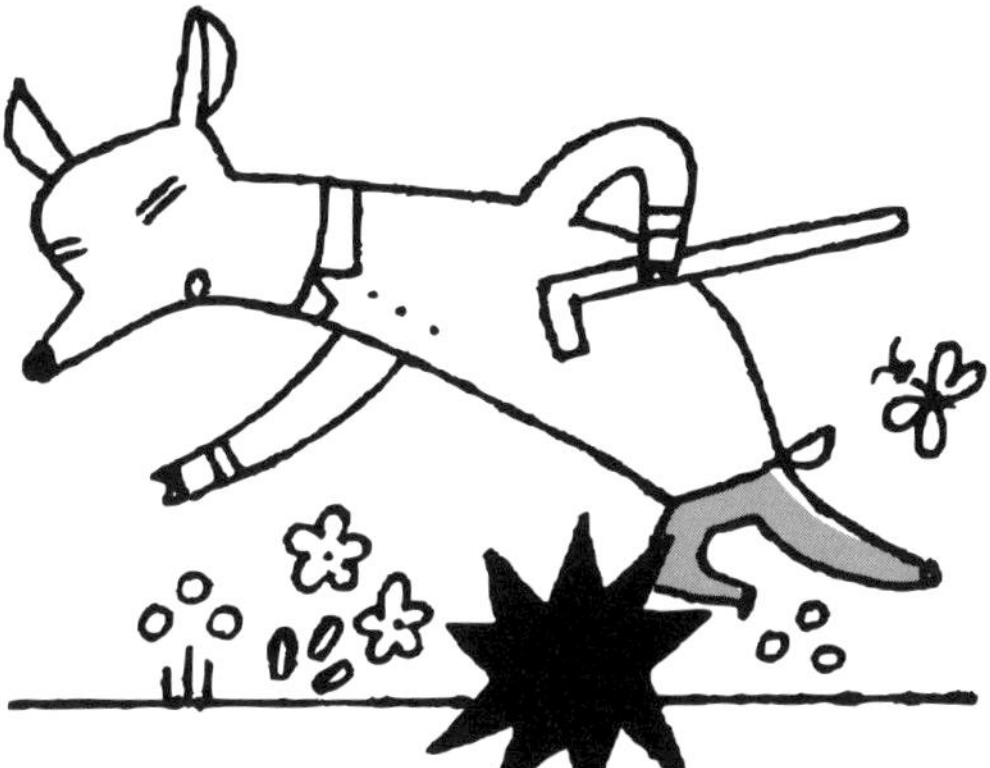

転倒・骨折、そのまま寝たきりになってしまう人が少なく見積もっても年間一〇万人はいると言われ、その治療費はおよそ二〇〇〇億円にのぼっています。

下半身の筋肉が衰えているかどうか。それを知るいちばんわかりやすい手がかりは歩き方です。いつまでも元気に歩けることは、一生、健康に過ごせる可能性が高いことを示していると言っても過言ではありません。

歩行速度の低下は、生命力が落ちているサイン

歩かない日はさみしい……。
けふもいちにち、風と歩いていた。（種田山頭火）

筋肉を使った活動のなかでも最も人間らしい特長が「二足歩行」、つまり歩くことです。赤ちゃんがハイハイを卒業して、二本の足でアンヨができるようになると、一人前の人間の仲間入り。それから長い一生、ずっと歩き続けていくわけです……と言いたいところですが、加齢とともにだんだん歩くのが遅くなったり、長い距離を歩けなくなってしまう場合も少なくありません。

しかし、歩くことは人の基本です。歩けなくなると、行きたいところに行かれなくなるだけでなく、そのまま全身の機能の衰えにつながる可能性が高いことを知ってほしいと思います。歩行が遅くなったり、歩く距離が減ってくると、歩行によって促されていた全身の活動に影響が出てくるからです。

歩き方はその人の生命力を示す一つの指標。歩き方を見るだけで、寿命がだいたい

わかるといわれるのはそのためです。

▼一メートルを一秒で歩けますか

コンピュータによる解析テクニックが進歩したことから、最近は何万人という大量の人を何年、何十年と追跡調査しやすくなり、実際、こうした調査結果が次々発表されています。

これらの調査で最近よく見かけるのが、**歩くスピードが遅くなると寿命が短くなる**という衝撃的なデータです。一例をあげれば、世界的な医学雑誌『Archives of Internal Medicine』は、三万人以上の人を十数年以上継続調査し、次のような結果を指摘しています。

それによると、六五歳男性で、時速〇・七二キロメートルで歩く人の平均寿命は約七四歳。時速二・八八キロメートルの人は約八〇歳。時速五・七六キロメートルで歩く人の平均寿命はなんと九五歳以上だそうです。

歩くスピードが遅くなるのは、筋肉が萎縮し始め、その結果、筋肉量が減ってしまうからです。また、速筋《そっきん》繊維の衰えにより、足を素早く動かすことができなくなることも原因しています。

健康な人の歩行速度の目安は「**八〇メートルを一分で歩く速さ**」です。不動産広告などに「駅から歩七分」などと書かれている歩行時間は、「八〇メートルで徒歩一分とする」と不動産の表示に関する法律に従った表現です。基準は若い女性がハイヒールをはいて歩く速度だといわれています。

広告には「歩八分」と書いてあるけれど、自分は一〇分以上かかるなと思うようになったら、年をとったのだから歩くのが遅くなるのは当たり前だと開き直ってしまわずに、無理のない程度にスピードアップしていくよう心がけましょう。

歩行速度が衰えていないかどうかを知るもう一つの目安は、**横断歩道を渡りきれるかどうか**。

日本の信号は一般的に、一メートルを一秒で歩けば渡りきれるように計算されて作られているそうです。ケガや病気で歩行機能が衰えてしまった場合のリハビリも、この速度を回復するのを目標に行っているところが多いようです。

年齢にもよりますが、これより大幅に遅い場合は、ときどき早歩きをして、徐々に早く歩けるようにがんばりましょう。寿命を延ばす努力だと思えば、ヤル気も出てきて、気持ちも元気になっていきます。

五〇歳からの健康・長寿に「歩数計」が必須な理由

人生とは自転車のようなものだ。
倒れないようにするには、走り続けなければならない。（アインシュタイン）

「日ごろ、なにか体によいことをなさっていますか？」

こうお尋ねしたとき、「いや、別になにも。おかげさまで体が丈夫なことだけが取り柄なんで」と言う人がよくいます。

私は、こういう人には「でも、そろそろ体重計、血圧計、歩数計ぐらいは用意されることをおすすめしますよ」とお伝えしています。そして、この三つを毎日一回は使うことが大切だとも。

毎日、体重や血圧を計るクセをつけることは、中年からの健康管理意識をしっかり高める第一歩だと言い切っていいくらいです。その習慣から、**自分自身と向き合い、自分自身と対話する習慣が身につく**からです。

体の不調は、ちゃんと体のほうからメッセージを送ってくるもの。患者さんのなかには、かなりの問題を抱えているのに、「これまで、まったくなんの兆《きざ》しもなかった」と言う人が少なくないのですが、そんなことはあり得ません。

数字の説得力は大きいもので、毎日、体重や血圧などを計るようになると、数字の微妙な変化からちょっとした体の変調にすぐに気がつくようになるものです。**わずかな変調の段階で気がつけば、たいていの病気は軽い治療でよくなります**。

歩数計は、日ごろの運動量を知るいちばん簡単な方法です。

健康を保つために運動が必要なことは誰でも知っているはずですが、実際は家では座ってテレビばかり見ている。そのうち、

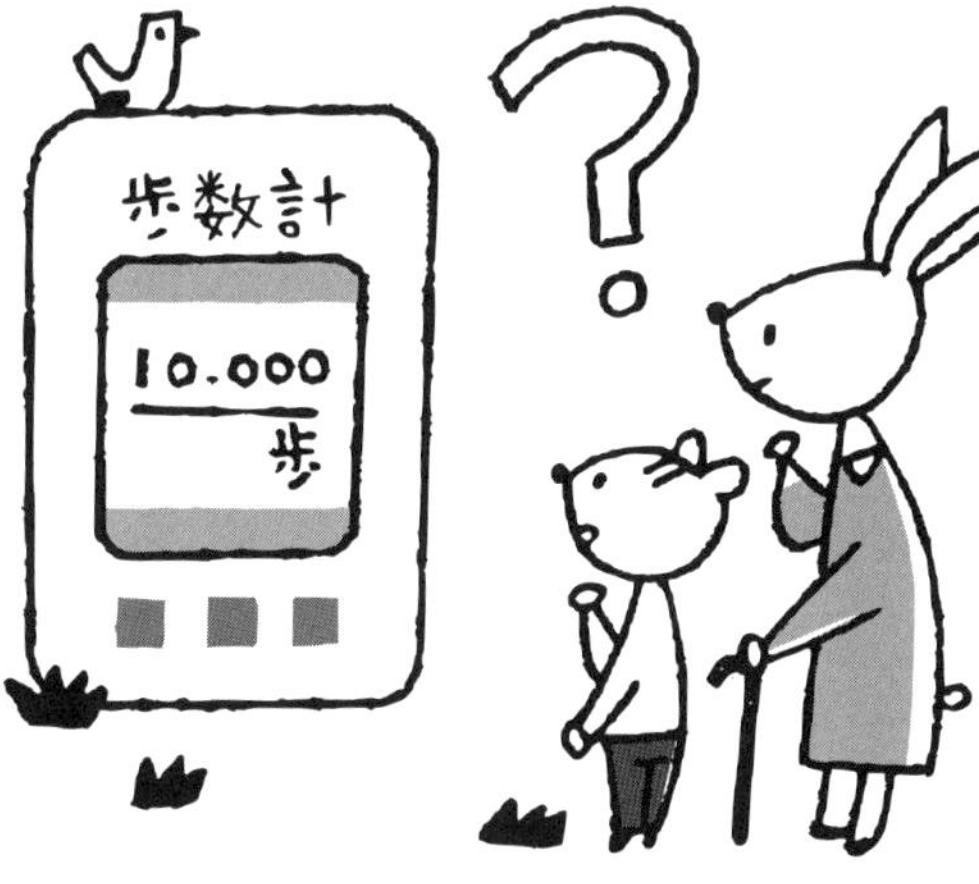

立ち上がったかと思うと、車でジムに行って走ったり泳いだり。

その努力は大いにほめたいところですが、健康維持に必要な運動は歩くことがいちばん。ウォーキングも結構ですが、ふだんの暮らしのなかで、億劫《おっくう》がらずに自分の足や手を使っていれば、必要な運動量はだいたいクリアできるはずです。

ところが、電気製品の進化や生活スタイルが変化してきたことから、日々の運動量はどんどん減ってきています。掃除はロボット、洗濯は全自動、買い物はネットで注文して届けてもらう……。これでは、日々の運動量はますます減る一方です。

厚生労働省の発表では、「日ごろから日常生活のなかで健康の維持・増進のために意識的に体を動かすなどの運動をしている人」は現在、男女とも五二％程度。つまり、二人に一人は、明らかに運動不足というのが実状です。

どんな運動をしているのかと調べると、いちばん多いのは「歩くこと」。これなら誰でもその日から始められますし、ジムやプールなどに、わざわざ出かけていかなくてもすむのは大きな利点ですね。

▼「毎日、あと一〇分歩く」をめざしなさい

よく言われる「**一日一万歩**」は、あくまでも健康な成人の場合の目標です。五〇代ならこの一万歩を目標にするといいでしょう。六〇代以降では、少しずつ目標歩数を下げるくらいでちょうどいいと考えましょう。

ちなみに、厚生労働省では、七〇歳以上の男性なら六七〇〇歩、女性は五九〇〇歩を目標値としています。

歩数の目安は普通に歩いて二〇分、距離に直せば一・五キロメートルでだいたい二〇〇〇歩です。

五〇〇〇～六〇〇〇歩といっても、一度に続けて歩かなくてもいいのです。一〇〇〇歩、二〇〇〇歩ぐらいずつちょこちょこ歩くのでも、歩いたことの効果は十分期待できます。ただし、一度に一〇分以上続けて歩くほうが効果的です。

最近、厚生労働省では「あと一〇〇〇歩、よけいに歩く」ことを推奨しています。一〇〇〇歩、つまり**あと一〇分歩くように心がければ、健康をキープできる運動量に**

なるというわけです。

たとえば、五分ほど先のポストまで郵便を出しにいく。駅まで一〇分の距離をコミュニティバスには乗らずに歩いていく。こうしたことを一日に一、二度実行すれば「あと一〇〇〇歩」歩いたことになります。

そこで、登場するのが歩数計です。歩数計には、歩いた歩数を示すだけでなく、身につけただけで「さあ、歩こう！」とか「もっと歩かなくちゃ！」という気にさせる効果があるのです。

もちろん、歩数計の数字を見れば、モチベーションも高まります。

夕方になって歩数計を見て、「今日、歩いたのは五〇〇〇歩だったか」とわかると自然に、「あと少し歩いてくるか」という気になり、「しょうゆが足りないの？　じゃあ、オレが買ってくるよ」と駅前のスーパーまで買いにいくようになるというわけです。

健康キープだけでなく、夫婦円満効果も期待できそうですね。

「メリハリ歩き」によって全身を一〇歳若返らせる

静にしては元気をたもち、動ゐては元気をめぐらす。
（貝原益軒）

筋肉は二〇歳ごろをピークに、一〇歳ごとに五～一〇％ずつ低下していくと言われています。五〇歳を過ぎ、六〇代になるころから、以前はなんともなかった距離でも歩くと疲れてしまうとか、歩く速度が遅くなってきた、と自分でも筋肉の衰えを自覚するようになります。

でも、それを嘆く必要はありません。加齢とともに衰えていくのは自然現象。それを食い止める方法を知って、実行するのが人間の知恵ではないでしょうか。

歩行能力を取り戻すのに、劇的な効果があると注目されているのが「メリハリ歩き」です。メリハリ歩きとは文字どおり、ちょっと負荷がかかる歩き方と、体への負担が少ないゆったり歩きを組み合わせた歩き方のこと。具体的には、**「早歩き」**と**「ゆっくり歩き」**をすればよいのです。

早歩きは、自分の最大速度の七〇％ほどの歩き方。背筋を伸ばし、元気よく手を振って、ちょっときついなと感じる歩幅で、一歩一歩、意識して力強く歩きます。わずか三分くらいでも息が弾んでくるくらいです。

ゆっくり歩きのほうは、早歩きで弾んだ呼吸を整えるような気持ちで、こちらも三分間歩きます。このゆっくり歩きには、早歩きで筋肉にたまった疲労物質を分解する効果があると考えられます。

メリハリ歩きは、この早歩きとゆっくり歩きを**それぞれ三分間ずつ交互に五回繰り返す、を目安に行いましょう**。早歩き、ゆっくり歩き、どちらも姿勢よく、大股ぎみで歩くことが秘訣です。

大股歩きのコツは「一、二、三……」と数えながら歩くこと。こうすると一歩一歩を意識するので、しっかり大股で歩けるのです。

初めは週三回くらい。慣れてきたら、徐々に四回、五回と増やしていきましょう。このメリハリ歩きは信州大学が提唱し、すでに長野市などで大勢の人が実行している方法ですが、その効果は驚くべきもの。信州大学によれば、三〇分～一時間のメリハリ歩きを五か月以上続けた人のほとんどが筋力は一三～一七％、心肺機能も一〇％もアップしたそうです。心肺機能が一〇％アップすると、身体年齢が一〇歳若返ったと感じられるほどの効果があるそうです。

メリハリ歩きには、なぜ、こうした効果があるのでしょうか。

それは、普通のウォーキングでは最大体力の約四〇％しか使わないのに対して、メリハリ歩きの早歩きではかなりの体力を使うため、**細胞内で活動エネルギーを産生するミトコンドリアの活性化を促す**からです。

早歩きで体力を大きく消耗した後、ゆっくり歩きを組み合わせて疲労をすぐに軽減する。このメリハリは、精神的にも心地よいものです。

▼サルコペニアに目覚ましい効果が！

メリハリ歩きがとくに注目されているのは、高血圧や高脂血症など、生活習慣病に際立った効果を発揮することからです。メリハリ歩きを五か月続けたところ、メリハリ歩き導入前には、被検者の六〇％を占めていた高血圧症が四〇％に、五〇～八〇％だった高血糖症が三五％へと、大きな改善効果が見られたのです。

さらに、「サルコペニア」にも大きな効果が期待されています。

サルコペニアとは、一九八九年、アメリカのローゼンバーグによって提唱されたもので、主に加齢による「骨格筋量、骨格筋力の減少により身体の機能が低下する症候群」のこと。ギリシャ語でサルコは「筋肉」、ペニアは「減少・消失」を意味する言葉です。日本では、サプリメントのCMなどでよく耳にしますね。

よく似た言葉に「ロコモ（ロコモティブシンドローム）」があります。ロコモは「筋肉、骨などの運動器の機能が衰え、寝たきりなどになりやすい症候群」を言い、サルコペニアが進行し、歩行困難になるなど日常生活が困難になった状態を指すと考えればいいでしょう。

どちらも最大の原因は加齢ですが、最近は五〇代くらいでもかなりの筋力低下に悩む人が増えています。日ごろの運動不足や、過度なダイエットによる栄養不足からくる場合も少なくないようです。

サルコペニア予備軍かどうかは、次の方法でだいたいわかります。

❶ **ふくらはぎを両手の親指と人差し指で囲んでみる**。両手の指がくっつかなければ十分な筋肉量があると判断できる。

❷腕組みをして椅子に座り、そのまま片足で立ち上がる。このときの立ち上がり方で、足の筋力を判定する。

①両足とも反動を使わず、ぐらつかずに立てる　➡非常によい
②ぐらつくが、両足とも反動を使わないで立てる　➡よい
③利き足は反動を使わずに立てる。もう片方は反動を使えば立てる　➡普通
④両足とも反動を使えば立てる　➡努力が必要
⑤利き足は反動を使えば立てるが、もう片方は立てない　➡悪い
⑥両足とも反動を使っても立てない　➡非常に悪い

テストの結果、判定が③より数字が大きかったら、ぜひメリハリ歩きを試みてください。メリハリ歩きは、少なくとも二週間は続けること。最初のうちは、早歩きはかなりの体力を使うために「きつい！」と感じるかもしれませんが、二週間も続けると慣れてきて、早歩きをしないと物足りなく感じるようになってきます。ここまでくれば、すっかり身についた証拠です。

スクワットは体も心も変身する万能エクササイズ

何かを成し遂げるために面倒なことなど何もない。

（ナポレオン・ヒル）

ランチタイムにふとテレビをつけると、ちょうど『徹子の部屋』を放送中。同一司会者によるトーク番組の最多放送回数世界記録更新中というこの番組、本当に長寿ですね。司会の黒柳徹子《くろやなぎてつこ》さんは、日本のテレビ放送誕生と同時に生まれたタレントさんだそうです。いわば、生きたテレビ史。年齢も八〇歳を何年か超えておられるはずですが、見た目も声も若いこと。好奇心旺盛なところも若いころとまったく同じ。

ちなみに好奇心旺盛なことは精神年齢の若さを示す〝ものさし〟の一つです。

どのようにしてこの若さを保っているのか、ぜひ知りたいところです。

よく知られているのは、とにかくたくさん食べること。それから**スクワットを毎日五〇回ずつやっている**こと。

スクワットにもいろんな種類があるようですが、最も一般的なスクワットのやり方は次のとおりです。

❶足を肩幅と同じに広げる。
❷足先をやや外側に向ける。
❸背筋をまっすぐ伸ばす。
❹腕の位置は肩の高さよりやや低め、前に出して伸ばす。
❺この姿勢のまま、息を吸いながら、床面と太ももが平行になるまで体を下げていく。顔はまっすぐ前に向け、視線はやや下に向ける。
❻息を吐きながら、ゆっくり立ち上がる。ひざが伸びきらない程度に立ち上がったら、ふたたび体を下げていく。

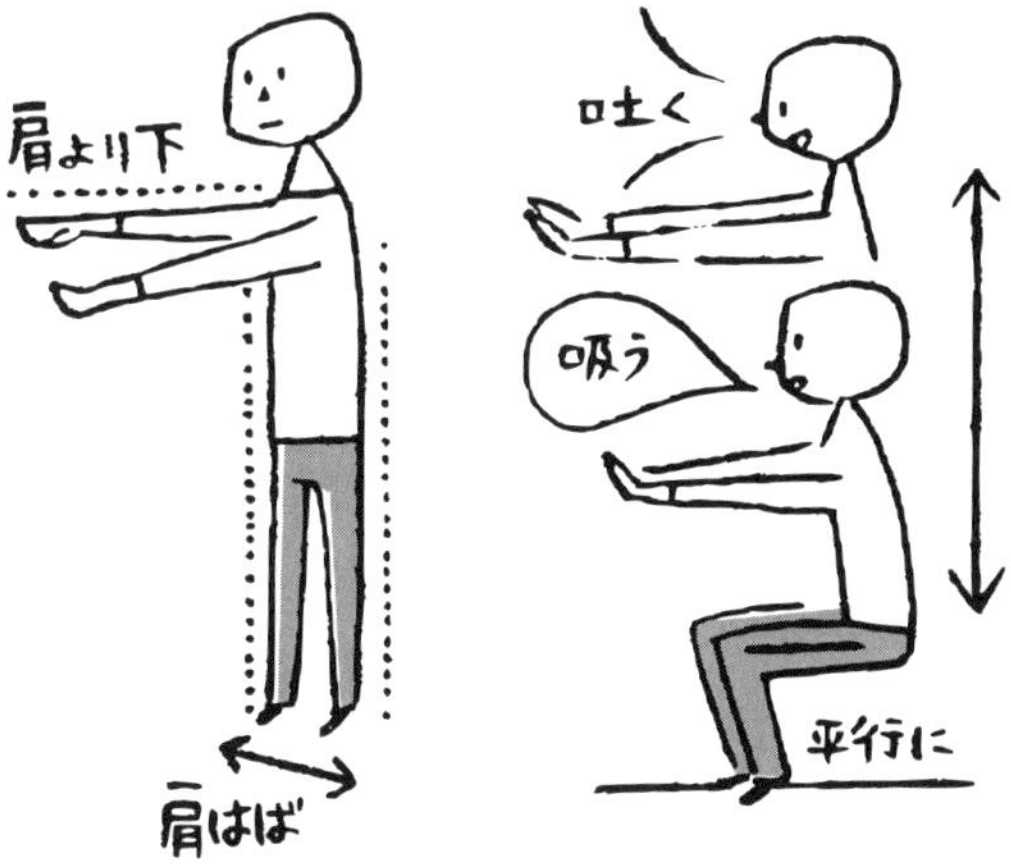

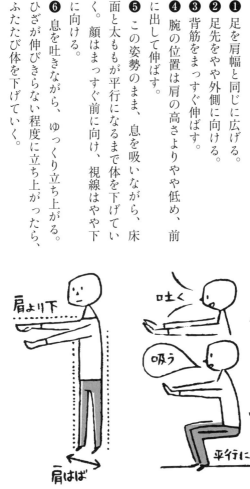

こうして体の上げ下げを**二〇回繰り返したら、三〇秒ほど休み、また二〇回。ふたたび三〇秒休み、あと二〇回が一セット**。これが一般的な一日のメニューです。二～三週間続け、もう少しがんばれそうだったら、朝夕、一セットずつ行うとさらに効果的でしょう。

体を上げ下げするとき、太ももの前面にある大腿四頭筋《だいたいしとうきん》を意識し、筋肉の緊張と弛緩《しかん》を感じながら行うことも大事です。

▼劇的な体験を、あなたも!

スクワットは一回で腹筋一〇〇回分のカロリーを消費すると言われるほどハードですが、どこでも体一つでできる最高の運動でしょう。

太ももの筋肉のほか、腹、腕など全身の筋肉を鍛える効果もある万能エクササイズとあって、「筋トレの王道」と言われることもあるくらい、人気も効果も抜群のトレーニング法です。

女優の故・森光子《もりみつこ》さんも、スクワットを欠かさずやっていたことで知られています。森さんの代表作『放浪記』の最大の見どころは、主人公・林芙美子《はやしふみこ》に扮《ふん》した森さんが舞台ででんぐり返しをするシーン。なんとこのシーンを八〇代半ばまでやり抜いたのです。その脚力を支えたのはスクワットであったことは言うまでもないでしょう。

いつまでも元気で若々しくいたいなら、さっそくスクワットを始めませんか。

NEATを高める生活を意識して、スリムな体形をキープ

生活とは、つまり習慣の織物である。
（フレデリック・アミエル）

最近は歌やファッションなどに昭和のテイストが戻ってきているように感じます。中年以降の年齢なら、子どものころは昭和。私ももちろん昭和に青春期を送った一人で、昭和のドラマや映画には、つい、興味を引き込まれてしまいます。

こうして昭和時代を描いたドラマなどを見ているとき、ふと、昭和の主婦は平成の主婦にくらべてすっきりした体系の人が多いことに気づきました。いまのように、やれ糖質抜きだの、カロリー制限だの、それ、ジム通いだの、ヨガだの、ピラティスだのと大騒ぎしていたわけではなかったように思うのですが。

もちろん、食生活の変化も大きな理由でしょう。でも、それ以上に大きいのは、主婦のライフスタイルの変化ではないか、と私は考えています。

昔の主婦は本当によく働いていました。食事のたびに長い時間立ちっぱなしで料理

をし、布団を干したり、トコトコ歩いて買い物に行ったりしていました。多くの主婦は一日中、座るヒマなどほとんどなかったでしょう。戦後もしばらくの間は、掃除も洗濯も主婦が体を張ってこなしていたのです。

一方、平成の主婦は、朝、起きればタイマーでご飯が炊けているし、スーパーで買ってきたお惣菜《そうざい》を並べてチン。手作りといっても、味付けはたいていインスタント調味料。一事が万事こんな具合で、洗濯はスイッチを押すだけ。掃除もほうきではいてから、かがんで雑巾がけをするということはなくなり、ロボット掃除機任せだったりします。最近は拭き掃除をしてくれるロボットもあるそうです。

一般財団法人・新潟健康増進財団が「昭和（四〇年代ごろ）の主婦と平成の主婦」の一日のスケジュールと消費カロリーを比較したところ、**昭和の主婦が家事で消費するカロリーのほうが二五六キロカロリーも多い**ことがわかりました。

たとえば洗濯なら、昭和の二層式洗濯機＋物干し・取り込みで一二〇キロカロリーの消費。一方、平成の全自動洗濯機・乾燥機なら消費カロリーはたったの三九キロカロリー。昭和のほうきと雑巾がけの掃除なら消費カロリーは一〇二キロカロリー。平成の自動掃除機（ロボット）なら、消費カロリーはゼロです。

ついでに摂取カロリーも計算したところ、昭和の主婦は一日トータルで一六六七キロカロリー。平成の主婦は二一三三キロカロリーも食べているのです。

摂取カロリーの差は四六六キロカロリー。これに家事による消費カロリーの差も加えると、平成の主婦は昭和の主婦にくらべて、七二二キロカロリーもカロリーが多い暮らしをしているのです。

七二二キロカロリーといえば、豚脂たっぷりのラーメン大盛り一杯分です。毎日、大盛りラーメンを一杯余計に食べていれば、ぽっちゃりしてくるのは当然の成り行きですね。

▼できるだけ〝昭和の暮らし〟を取り入れる

少し前から、アメリカでは「ＮＥＡＴで健康になること」が推奨されています。

「ＮＥＡＴ」とは「Non-Exercise-Activity-thermogenesis」の略で、非運動性熱産生のこと。平たく言えば、ふだんの暮らしで、ちょっと気をつければもっとカロリーを消費することができ、そうした暮らしをしていれば、取り立てて運動をしなくても健康的でいられることを意味しています。

NEATを高める生活法のポイントは、できるだけ座っている時間を減らすこと。**立っているだけで、座っているよりも二〇%もエネルギー消費量が高くなる**からです。

たとえば、

・リモコンを使わず、歩いて本体に近づき、スイッチを入れる。

・駅や歩道橋などで積極的に階段を使う。

・毎日、家のまわりをほうきではく。マンションなら頻繁にゴミ捨てに行く。

・一日おきに掃除機を使わず、ほうきや雑巾などで掃除をする……など。

もちろん、時代を逆行させ、わざわざ昭和の暮らしに戻りなさい、というつもりはありません。でも、ときどき昭和を思い出

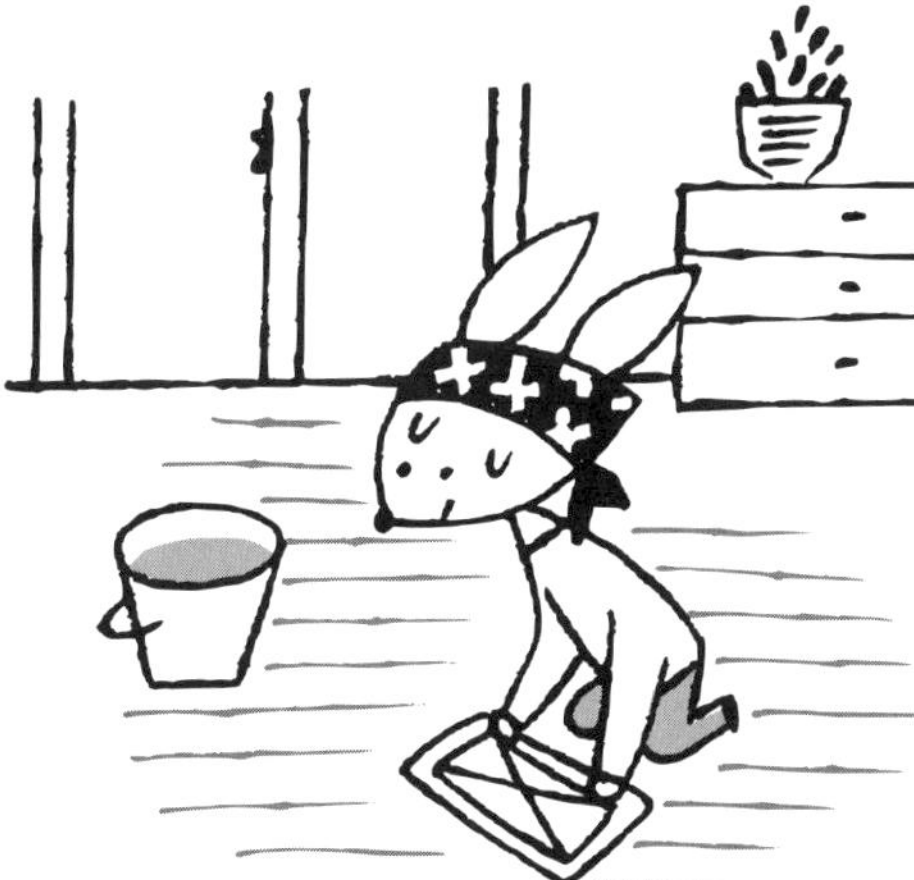

してアナログな家事を楽しんでみてはいかがでしょうか。

たとえば雑巾がけ一つとっても、中腰になってキュッキュッと床を拭いていくと、夏ならすぐに汗ばんできます。それだけ体に負荷がかかるのです。こうしてほどよく筋肉を使えば体のトレーニングになるだけでなく、気持ちもすっきりします。拭き終わった床の感触もいつもよりツルツルで気持ちがいいものです。

はたきをかけることもなくなりましたが、高いところのホコリがなくなったわけではありません。長い棒の先に集塵《しゅうじん》力のある化学雑巾などをつけ、思いきり手を伸ばしてホコリを拭きとることもおすすめです。**背筋を伸ばし、肩から引き上げるようにして手を伸ばす姿勢は最高のストレッチにもなります**。

床に落ちたものを拾うときは、ひざを曲げ、腰を落として拾うのではなく、エクササイズを兼ねて足はすっと伸ばしたまま、体を大きく折って、手も最大限伸ばして拾うようにします。

ガラス拭きも目いっぱい体を伸ばしたり、下のほうを拭くときはかがんだりしますから、いい運動になりそうです。

陽気がよく、晴天の日なら、洗濯物も太陽光に当てたほうが気持ちよく乾きます。

竿《さお》をやや高めにセットすると、干すときも取り込むときも背伸び姿勢になり、足の筋肉も気持ちよく伸び、両手も高く伸ばすので腕や肩のストレッチにもなります。

風呂掃除はとくにおすすめの家事。前かがみになって浴槽の内側を洗い、しゃがんで床をこすり洗い、壁や鏡まできれいにすると、一通りの筋肉を動かせます。

このように、ＮＥＡＴを意識してやれば、平常の家事をエクササイズに変えることができ、自然に健康的な生活を送れるようになるはずです。

つま先立ちすれば、筋肉の熱燃焼効率が最高になる

からだの言うことに耳を傾けたら、
ぼくらはもっと健康になるよ。（ライナス・ヴァン・ペルト）

数年前、アメリカで「SITTING IS KILLING YOU（座っていることはあなたを殺す）」という論文が発表され、大きな話題を巻き起こしました。NASAやスウェーデンなどでも座位でいるリスクに関する研究が重ねられ、座っている時間が増すごとに死亡リスクが高まってくることが明らかになってきたのです。

これらの研究によると、「一～四時間、座り続けていると死亡リスクは一一%、四時間以上、座っていると死亡リスクは一八%増加する」というから驚きます。さらに研究を進めると、座った姿勢は代謝が落ち、カロリー燃焼率が下がるだけでなく、脂肪分解酵素リパーゼの燃焼効率も下がってしまうことがわかりました。

満員電車のなかなどで足を踏ん張って立っている、この姿勢は、座っている人にくらべて、カロリー消費が約二倍になるそうです。

もっといいのがつま先立ちです。つま先立ちは普通に立っている姿勢とはくらべものにならないくらい、太もも、ふくらはぎ、足首などの筋肉が緊張します。ピンと張っている状態では筋肉の熱燃焼効率が最高になります。歩いて移動するところをつま先立ち歩きに変えるだけでカロリー消費が大幅に増え、ダイエット効果にもなるわけです。

▼ふくらはぎを鍛え、歩きに強くなる

電車のなかやキッチンなどで立ち姿勢を続ける機会には、できるだけつま先立ちでするようにしましょう。これだけでも、かなりの健康効果を期待できます。

「疲れたなあ」と思っても、そこをぐっとこらえて、さらにつま先立ちを続けていること。そのうちに太ももがプルプル震えてきたりします。ここからが勝負！　この状態を少しガマンして、さらにつま先立ちを続けましょう。

こうして、限界値以上の負荷をこらえることが大事なポイントで、筋肉はこのとき鍛えられるのです。

電車では、一〇～二〇分くらいの距離ならできるだけ座らず、目的地までつま先立ちでがんばりましょう。**一駅間つま先立ちしたら、次の一駅間は普通に立って筋肉を**

休めます。また次の一駅間はつま先立ちし、次は休める……の繰り返しぐらいがちょうどよいと思います。

ただし、必ずつり革を持ち、急停車した場合の安全を確保するようにしてください。

移動は車がメインだとか、家にいることが多く、あまり電車に乗る機会がないという人は、家のなかでできるつま先立ちトレーニング法もあります。

椅子に座る、風呂に入るというようなとき、その直前に必ずつま先立ちをするのです。頭のなかで、**ゆっくり五つ数えるのを一日一〇回程度行う**ようにしましょう。

そのほか、家のなかで移動するときも、風呂掃除やガラス拭きなど立って行う作業のときなど、つま先立ちの機会は意外に多いはずです。

もっと負荷をかけたい人は、五センチ以上の厚さの本を用意し、つま先をのせます。その状態からかかとを上げ、つま先とかかとを水平に保つエクササイズがおすすめです。両足のかかと部分が浮いているため、かなりつらい姿勢ですが、がんばってそのまま五秒キープ。これを一〇回ほど行うと相当のトレーニングになります。

こうした努力をしばらく続けると、太ももやふくらはぎに筋肉がついてきて、同じ距離を歩いてもずっと疲れにくくなっていることに気づくはずです。

「テレビを見ながら」でも、体はしっかりつくられる

時間のムダづかいは、一種の自殺行為である。
（ジョージ・サヴィル）

「あ〜あ、なんとなくテレビを見ているうちに、一日が終わっちゃったよ」

今日、どんなことをしたかと振り返ったとき、思わずこんなため息をもらす人もいるでしょう。

現役中は、「定年になり自由な時間ができたら、あれもしたい、これもしたい」と指を折っていたはず。ところが実際に自由な時間がふんだんに手に入っても、なにをするでもなく一日を過ごしてしまう人が多いのです。

なかなか御神輿《おみこし》が上がらない理由の一つがテレビ。テレビの吸引力はなかなかのもので、「たいして面白いわけじゃないなあ」と思いながらも、ついつい見続け、気がつくと、一日が過ぎていたということになりがちです。

では、一日、何時間ぐらいテレビを見ているとお思いですか。

NHK放送文化研究所の二〇一五年調査によれば、平日一日のテレビ視聴時間の平均は、六〇代以降は男女とも、一〇代～五〇代とくらべてぐんと増えます。六〇代の男性は三時間五九分、女性は四時間二一分。七〇歳以上では、男性は五時間一六分、女性は五時間二九分。**六〇代以降では、男女とも起きている時間の三分の一はテレビを見ている**ことになるのですから、ちょっと驚きますね。

テレビから得る情報やエンターテインメントは頭や心を刺激してくれ、高齢期にはありがたいもの。とはいえ、テレビを〝だらしなく見る〟ことはやめましょう。

だらしなく見るとは、漫然とつけているだけの見方。少なくとも、「見たい番組を意思的に選んでみるように」心がけたいものです。

「家にいるときはテレビをつけっぱなし」という人も少なくないはずです。とくに一人暮らしだと、テレビであっても誰かの顔が見られ、誰かの声がしていることは一種の〝救い〟だったりもします。なんとなくさびしさをまぎらわせることができるように感じるのですね。

こういう見方では、意味もなく時間が過ぎていき、気がつくと、毎日だらだらテレビを見て、それで終わりという生活になってしまいます。

テレビばかり見て一日を過ごす人にとって、もう一つの大きなマイナスは、体を動かす機会がどんどん少なくなることです。ひどい場合は、テレビの前にお茶のセットや軽くつまめるものなどを置いておき、立ち上がるのはトイレとポットのお湯を足すときぐらい、という人もあんがい多いのではないでしょうか。

そのうえ、**「お茶じゃなくて、缶ビール片手にテレビだよ」では、ぽっこりのメタボお腹へ一直線**です。メタボお腹にならないためにも、テレビを見る時間を活用して、簡単エクササイズをするクセをつけてはいかがでしょうか。テレビを見ながら頭と心に刺激を与え、さらにエクササイズをして

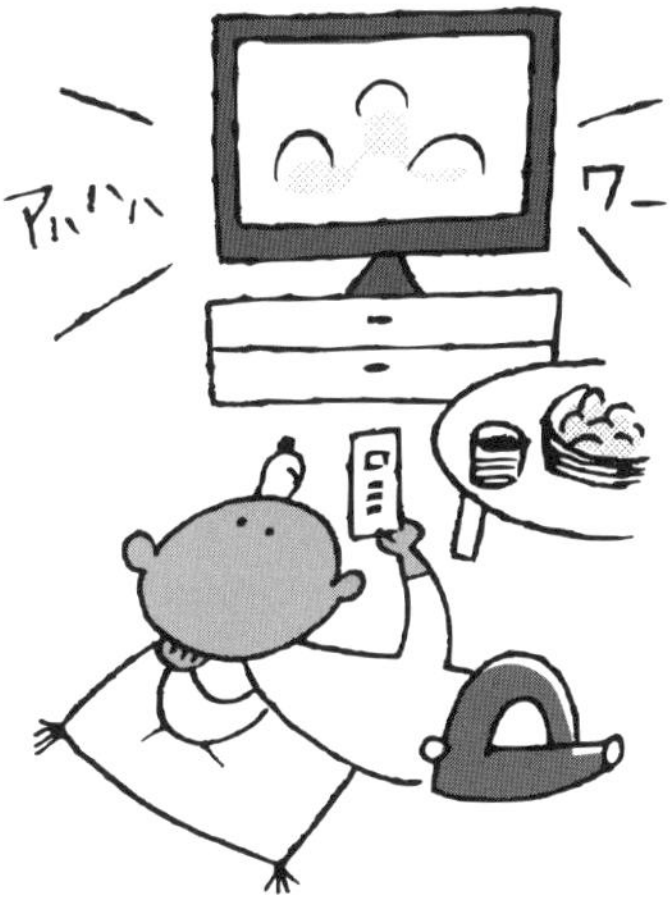

体も刺激するのです。

こうすれば、テレビ時間は三つの効果をもつことになり、だらしない時間から、価値ある時間に引き上げられます。

▼こんなにある、座ったままできるエクササイズ

ごろりと寝そべってテレビを見るのは言うまでもなく、ソファにもたれかかって見るのも、できるだけやめましょう。くつろいで見ることはいっさい禁止とまでは言いませんが、三〇分～一時間ごとに以下のことを心がけるだけで、テレビを見ている時間が心地よいエクササイズ時間に変わります。

❶背筋をピンと伸ばし、姿勢を正す

座禅のイメージで背筋をすっと伸ばし、お腹に意識を集中して息を大きく吸い込む。お腹がぐっと引っ込む感覚を意識して、腹式呼吸を数回行うと、お腹に気持ちのよい刺激を伝えられ、ぽっこりお腹の改善も期待できる。

❷ 足を引き上げる

座っている椅子のへりを両手でつかみ、両足を直角に曲げて、足を床から引き上げる。最低でも五秒くらいその姿勢を保ったら、足を下ろして床につける。これを何度か繰り返し、慣れてきたら足を上げている時間を徐々に延ばす。

❸ 片足ずつ伸ばして水平を保つ

座ったまま、片足をまっすぐ前に上げ、できるだけ長くこの状態を保つ。足を下ろしたら、反対側の足も同様に。これを交互に何回か繰り返す。

❹ 座った姿勢で両足でモノをつかむ

椅子に浅く座り、両足のひざを合わせ、足は床から浮かせた状態でひざの間にペットボトル、化粧品のビン、雑誌など、つかみにくいものをはさんで、そのままの状態でしばらくいると、やがて太ももがブルブル震えてくる。このブルブルが筋肉を鍛えるので、じっとこらえて、できるだけ長くはさんだ状態をキープする。

❺ バランスボールに座る

バランスボールを使ったトレーニング法にはいろいろあり、高度なものは集中していないと危険。テレビを見ながら行う場合は、バランスボールに座り、バランスをとりながらテレビを見る程度にし、なおかつ、一回五～一〇分程度に止めるくらいが適当。慣れてきたら少しずつ時間を延ばし、一日に行う回数も増やしていく。

❻ お尻に力を入れる

椅子に座った状態で、お尻の中心を意識し、そこに力を集めるような感覚で、力を入れる。限界までいったら力をゆるめ、次は、左足のひざの上に右足のくるぶしをのせるようにして足を組み、そのまま上半身を倒してお尻の筋肉を伸ばす。もう一度、お尻に力を入れ、次は反対側の足で同様にする。これを何度か繰り返す。

❼ 足を伸ばして上半身を倒す

座った姿勢のまま、片足をまっすぐ水平に伸ばす。伸ばした足を両手で支え、そのまま上半身を倒して、できるだけ体を足に近づける。

片方を三～五回やったら、足を換えて同様にする。両足一セットとして、三セットほど繰り返す。

❽立ち上がって逆回り自転車こぎ

立ち上がり、椅子の背などに手を置いて支えとし、片足を自転車こぎの反対回り、つまり、前に足を上げ、そのまま後ろに蹴るような感じで後ろ回りに足を大きく動かす。片足六回ずつを二～三セット行う。

一日五分の「股関節体操」で大腿骨骨折を防ぐ

毎日少しずつ。それがなかなかできねんだなあ。
（相田みつを）

「お母さん、お変わりありませんか？」

高齢のお母さんと同居している病院のスタッフにこう声をかけたところ、いつもは「はい、おかげさまで」と明るい声が返ってくるのに、「それが……」と口ごもり、「いま、大腿骨《だいたいこつ》を骨折して入院しているんです」と言うではありませんか。

「どうぞお大事に」と言いながら、心の底では、「彼女のような医療従事者の家族でも大腿骨骨折を防げなかったのか」と軽いショックを受けてしまいました。

高齢者が寝たきりになるのは脳卒中など脳血管系の病気によることが多い、と考えがちですが、実は、それ以上に多いのが骨折です。しかも、骨折するのはわが家で、がほとんど。**高齢者の骨折事故の八〇％近くは家のなか**で起こっているのです。

なかでも、転倒事故がいちばん多いのはリビングです。階段や段差があるところは注意するのであんがい骨折は少ないのですが、リビングは「フラットだから」と安心し、注意力を欠いてしまうのでしょう。スリッパで滑ったり、敷物の端に足を引っかける、敷居につまずくなど、「こんなところで⁉」と思うような場所での事故が多いことにも驚きます。

転びそうになり手をついて体をかばおうとして手首を折るのはわかりますが、なぜ大腿骨を折ってしまうのでしょうか。

高齢者はちょっとしたことでよろけ、足がもつれて尻もちをついてしまいます。あるいは、声をかけられて振り返ろうとしてバランスを失い、ドスンとお尻から倒れ大腿骨を折るといったケースが多いのです。

しかも、高齢者は骨がつきにくく、治療も若い人の二倍、三倍と長引きがちです。身動きできずに長く寝ていると内臓の働きが不活発になり、体力・筋力が落ちてそのまま寝たきりへと移行してしまうことも多く、刺激のない日々を長く過ごしているうちに認知症を発症してしまうことも少なくありません。

とくに怖いのは八〇歳過ぎてからの大腿骨骨折。これによって**寿命が三割も短くなる**というデータも報告されています。

▼五分の努力が強い筋肉をつくり、大腿骨を守る

大腿骨骨折を防ぐためには毎日の努力が欠かせません。毎日、寝る前などに、次の**股関節《こかんせつ》体操**を一～二セット行って筋肉を鍛え、大腿骨を守りましょう。

まず、畳かカーペットの上などに仰向けに寝て、足をまっすぐ伸ばしてから、次の運動を行います。

❶両手で太ももを抱くようにして抱え、足を胸に近づける。これを左右、各六回行う。

❷次は上半身を起こし、片足の膝を立て、もう一方の足を伸ばす。この伸ばした足の先に、足と反対側の手の先を近づけ、イチ、ニィと数えたら、体を起こす、また近づけるをリズミカルに行う。六回繰り返したら、反対側の足を伸ばし、同様の動きを六回繰り返す。

❸仰向けになり、両足を外向きに開き、閉じるを六回行う。

❹仰向けで片足を、ひざを伸ばしたまま斜めに六回上げ下げする。反対の足も同様に六回上げ下げする。

❺横向きになり、ひざを伸ばしたまま片足を斜めに上げ下げする。体の向きを変え、もう一方の足も同様に斜め上げ下げを六回行う。

❻腹這《はらば》いになり両手を首の下にあて、ひざを伸ばしたまま片足ずつ斜めに上げ下げを各六回行う。

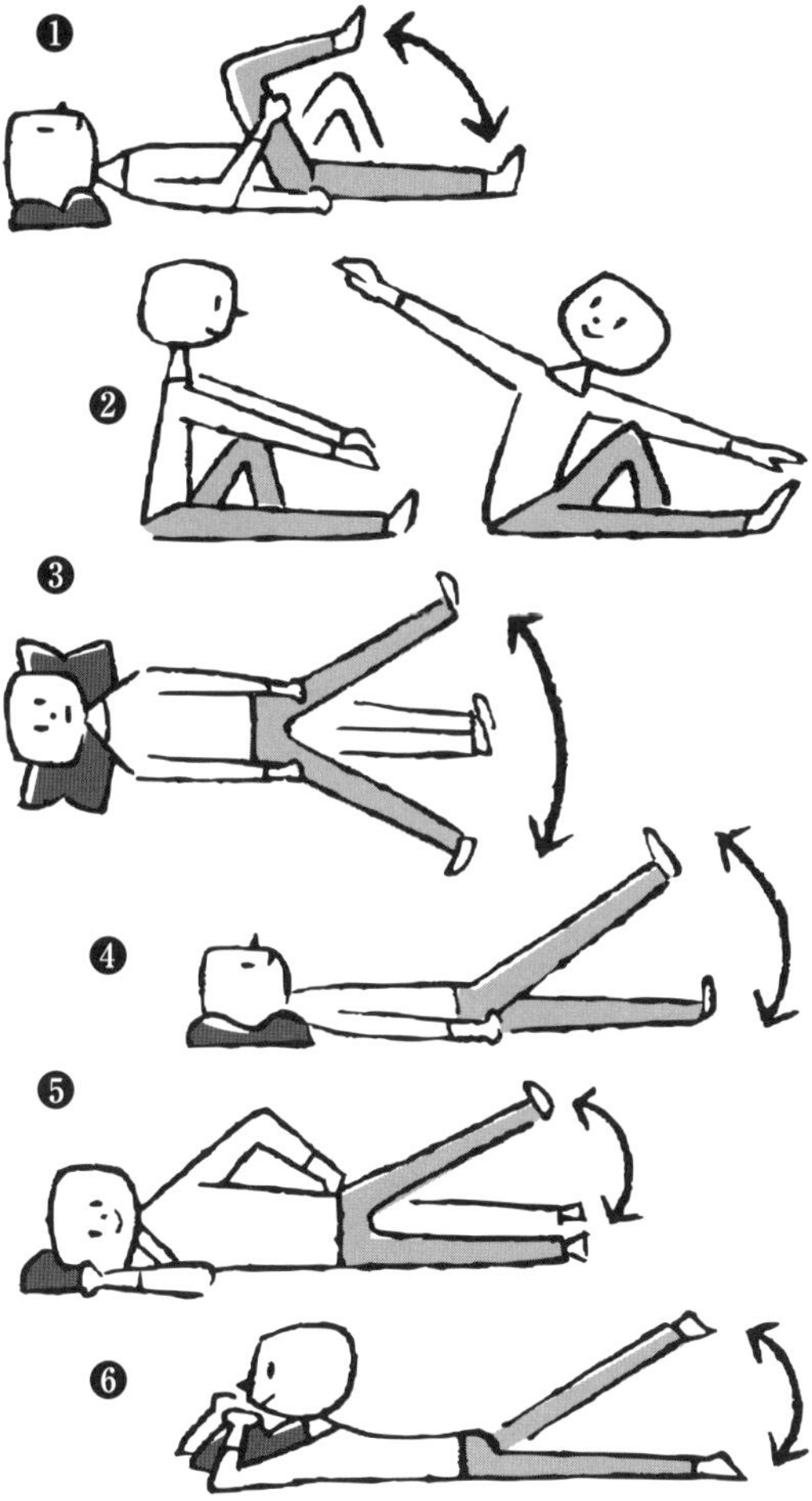

四〇歳過ぎに「朝のランニング」は絶対にすすめない

やっかいなのはなにも知らないことではない。
実際は知らないのに、知っていると思い込んでいることだ。（マーク・トウェイン）

リタイア後、空気のきれいなところに住みたいと、郊外の有名公園の近くに引っ越した友人が、「緑も水もきれいでね、最高の環境なんだ」とうれしそうにメールしてきました。でもその後に、「最近は毎朝六時前に起きて、公園を走っているんだ」と、どうだ、健康のためにがんばっているだろう、と言いたげな言葉が続いているのです。

朝からランニングというと、いかにも健康的なイメージがありますが、実は、早朝のランニングには危険がいっぱい。彼にも、「明日からは絶対にやめるように」とあわててメールを返しました。

なぜ、早朝に走るのはいけないのか。その最大の理由は、**起きた直後の体はまだ十分〝あたたまっていないので〟、いきなり運動して心拍数を上げるのは非常に危険**だからです。

夜寝ている間は副交感神経が優位になっていますが、目覚めると交感神経が働き出し、徐々に血圧が上がってきて、活動態勢に入ります。この状態になるまで、二時間程度かかるのが普通。それ以前に心臓に過剰な負担をかけるような行為は控えるべきなのです。

また、夜、眠っている間は体温が下がっているので、筋肉は固まっている状態です。起床後すぐのランニングはこの固まった状態の筋肉を無理に動かすことになるので、関節や筋肉が傷みやすく、筋トレ的にもマイナスです。

「いや、走る前に十分ストレッチしていますよ」と反論する人もいるかもしれません。しかし、固まった状態の筋肉をストレッチするのは、ランニング以上に筋肉を傷める原因になることも知っておきましょう。

▼朝ごはん前の運動は危険がいっぱい

早朝ランニングをする人は朝食前に一走り、というケースが多いのではないでしょうか。これも、朝のランニングが危険な理由の一つです。

英語で「朝食」のことを「breakfast」と言います。「fast」は断食という意味で、夜の間の断食状態を破る食事、それが朝食というわけです。

つまり、早朝のお腹は空っぽで、低血糖状態なのです。**低血糖状態で走り、かなりのエネルギーを使うなんて危険もいいところ**です。

このように、どの側面から見ても、早朝ランニングはおすすめできません。若いうちなら、これらのマイナス条件を克服する体力があり、大きな危険にはなりませんが、中年以降、ましてリタイア後という年齢で、早朝ランニングは無知、かつ無謀なことだとわきまえましょう。

せっかく公園の近くに住んでいるのだから、朝いちばんで体によいことをしたいという気持ちも理解できます。それならば、朝はゆっくりめのウォーキングを楽しみ、**積極的に体を動かすのは、朝食後一～二時間ほどたってから**にしましょう。

また、シニアになってからランニングを始めた人は、ひざや腰を傷めるケースも多いのです。歩行は足をソフトに地につけますが、ランニングは蹴るようにして着地します。このときの衝撃でかえって足腰に負担がかかるのです。

ランニングを楽しみたいならば、コーチについて、正しい走り方をマスターしてから、本格的に走るようにするとよいでしょう。

第3章

少しのお金でもアンチエイジング食生活ができる

「ぽっちゃり体形」にならない第一歩

あなたは大丈夫？ うっかり太りを防ぐための食べ方

肥満は、経済学から見れば「借金」そのものです。

（池田新介）

アラフィフになると、そろそろ〝同窓会年齢〟。仕事や子育てが一段落し、ふと昔が懐かしくなるのでしょうね。思いはみな同じで「同窓会をやろう」という話に発展します。

最近はSNS時代ですから連絡もスピーディ＆スムーズで、早い場合は「じゃあ、今度の週末に会おうよ」という運びになることもあるでしょう。

こうして昔のクラスメートに会うと、けっこう老けてしまった人、まだまだ若々しい人とさまざま。ほぼ同じ年齢なのに、加齢にはこれほど個人差があるのかと、あらためて驚きます。

高校卒業以来だとすると、三十余年ぶりの再会です。驚くほどの個人差は、この三十余年間の日々の暮らし方の違いが積もり積もった結果。

とくに大きいのが食生活です。人の体や脳は結局、食べるものによってつくられるのです。

中年からの健康管理、健康づくりの最大のポイントは「太らないこと」です。肥満は、糖尿病や高血圧などの生活習慣病の引き金になりやすく、さらに、重い体重は骨や関節への負担が増し、骨折しやすい体になってしまうからです。

最近の医学では、**四〇歳過ぎの肥満は病気**として扱うようになっているくらいです。もっとも日本人の肥満度は、欧米ほど深刻ではありません。

平成二六年度の「国民健康・栄養調査」の結果によると、日本人の肥満の割合は五〇代男性で三四・四%、女性で二三・七%。六〇代でもほぼ同じ割合で、七〇代になると男性の肥満者は二四・七%と大きく下がります。女性は年齢が上がっても大きな変化はなく、だいたい四〜五人に一人が肥満という割合です。

肥満のなかでも注意しなければいけないのは、中年になって太ったケースです。同じ肥満でも若いときの肥満と中年になってからの肥満は、体内の仕組みが違うからです。

若いときの肥満は「皮下脂肪型肥満」で、皮下の脂肪組織に体脂肪がたまった結果です。一方の中年からの肥満は「内臓脂肪型肥満」で、肥大化した脂肪細胞が内臓のまわりに蓄えられた結果なのです。

若いときと中年からでは肥満の原因も異なります。若いときの肥満は、食べすぎと運動不足が主な原因です。一方、中年からの肥満は、この二つの理由に加えて**代謝機能が衰えてきた結果**。それまでと同じように食べているとエネルギーが余り、それが脂肪になって体にたまってしまうのです。

一日あたりの基礎代謝量は、三〇～四〇代男性では一五〇〇キロカロリー。ところが、五〇～六〇代になると一三五〇キロカロリーと、ここで一気に減ります。このタイミングを頭に入れておき、五〇代に入ったら食べる量を減らし、さらに食べるものの内容にも気を使い、太らない食習慣をしっかり身につけてしまうことが大事です。

▼「かくれ肥満」というもう一つの肥満

基礎代謝量が落ちたのに、それまでと同じ食生活を続け、でも体重増はそう大幅でなく、見た目も若いときより少し丸みが出てきたかなという程度。ところが、体内では脂肪の付き方が変わってきており、体重は危険範囲ではないのに、体脂肪率は危険領域に入ってしまう。これがいわゆる「かくれ肥満」です。

かくれ肥満は気がつかないうちに内臓のまわりにべったり脂肪がついてしまうため、病気の引き金になりやすく、やっかいな肥満です。

「太らないように気をつけている」という人でも、たいていは体重を計るだけ。

体重が適正かどうかは、BMI（BMI＝体重（kg）÷〔身長（m）×身長（m）〕）で判断します。標準域はBMI一八・五～二四・九です。

さらに厳密に言うと、**肥満の定義は、体重と体脂肪率の二つで計るのが基本**です。

最近は、体脂肪率も計ることができる体

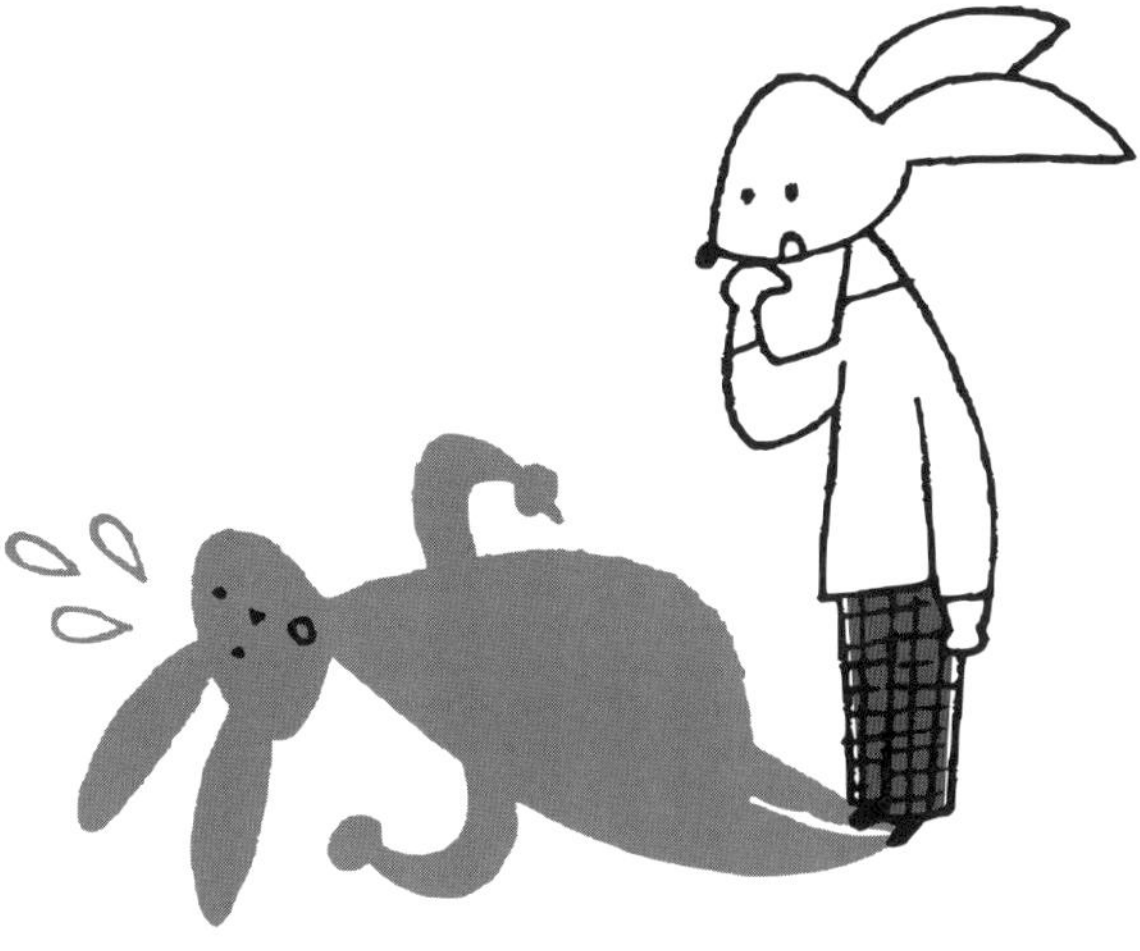

重計が出まわっています。体脂肪計付き体重計を求め、最低でも一日一回、理想的には朝・夜、体重・体脂肪を測定する習慣をつけましょう。

以前、「計るだけダイエット」が話題になったことがありますが、毎日計っていると体重や体脂肪率の数字を毎日突きつけられるので、自然に標準値を保ちたいという気持ちにかられるようになります。その結果、食事や運動に気をつけるようになり、しだいに健康の目安である標準値に近づいていくというわけです。

さっそく今日から「計るだけ健康法」を始めませんか。

▼太らない&健康になる食べ方、三つの条件

肥満は一日にして成らず。中年になって太った人は、たいてい〝うっかり太り〟。気がついたらお腹がぽっこりしていたというケースが多いものです。「とくに大食いしたわけでも、美食に走ったわけでもないのに」と嘆いても、いったんついた脂肪は簡単には落とせません。

でも、**気がついたときが落としどき**と考えて、できるだけ早く、スリムなボディを取り戻してください。同時に次の三つの「太らない食べ方」をしっかり身につけ、ふ

たたび太らないように気をつけましょう。

❶お腹がすいていないときは食べない

人は習慣性で生きていく傾向が強い生き物です。朝、昼、夜、食事の時間になるとたいしてお腹がすいていなくてもなんとなく食卓についてしまいませんか。でも、お腹がすいていないなら、別に食べなくてもいいのです。とくに夕食は無理に食べる必要はありません。

空腹のままだと、夜寝ている間に細胞に十分栄養が行きわたらなくなります。実はこれが体の若返りに有効なのです。

細胞は「断食」状態になると、細胞自体が、細胞内の必要でなくなったたんぱく質や酵素などを食べて消化し、結果的に細胞のクリーンアップが行われるので、若返りにつながるのです。

この細胞のオートファジー（自食）を促すためにも、ふだんでも寝る前の三時間以降は、お腹になにも入れないように心がけてください。

❷お腹いっぱい食べない

中年になったら、お腹いっぱいは食べすぎ。腹八分目を心がけ、六〇代では腹七分目、七〇代以降は腹六分目で箸を置くくらいがちょうどいい食べ方です。

必要とするカロリーが落ちてくるので、食も自然に細くなっていくのが普通です。ところが、レストランなどでは量もカロリーもたっぷりというところが多いもの。なかでも、夜の外食では「量を控えめに」と伝え、食べすぎないように注意しましょう。

❸健康によい食べ方の順番を守る

食べる順番に気をつけるだけで健康になれるという、そんな耳よりな食べ方があるのをご存じでしょうか。健康によい食べ方は、「①野菜→②たんぱく質の料理→③ご飯など糖質」の順番です。

この食べ方、フランス料理のコースの順番だと気づきましたか。日本料理の懐石コースも最後にご飯が出てきますね。先人の知恵には脱帽のほかありません。

「旬」を食べるのが、あなたの体を変える最高の贅沢

食欲以上に真実である執念はない。
（バーナード・ショー）

「ほぉ、今日は豆ご飯か。うーん、いい香りだ」

ご主人がうれしそうな顔で箸を手に取ります。春たけなわのころから初夏まで、八百屋の店頭に出まわるグリーンピースは冷凍や缶詰とは別格の味ですね。

四季に恵まれた日本では、海にも山にも、季節の恵みと言いたい旬の食材が豊富にあります。ところが最近は、食卓から旬が消えつつあると感じられてなりません。

冷凍技術の進歩などによって、いろんな食材がいつでも好きなときに食べられるようになりました。こうした便利さを享受する一方で、やはり、それぞれの食材の旬を楽しむという心の豊かさも大事にしたいものだと思います。

さらに、**旬の食材には、その季節の体によい作用が含まれているものが多い**もの。たとえば夏の野菜には、ほてった体を冷やす作用や、夏バテに負けないようスタミナ

がつくものが多くあります。一方、冬の野菜には、体を温める作用があるものが多いなど、自然の摂理に沿っており、季節に合った生命力を取り込めます。

旬は収穫期と重なることから流通量もいちばん多く、したがって価格も低く、財布にもうれしいもの。旬を意識しない食生活ほどもったいないことはないと言いたいほどです。日ごろから、できるだけ旬のものを食卓に載せ、おいしく、健康によい暮らしを送るように心がけましょう。

▼旬のカレンダーを手元に置いておく

最近は、ハウス栽培や魚などなら養殖、さらに輸入品も増えており旬がわかりにくく、食卓からも旬が消えつつあるようです。でも、だからこそ、できるだけ旬を取り入れた暮らしを続けていきたいと思うのです。以下、代表的な旬の食材をまとめてみました。

野菜なら、春に旬を迎えるものはフキ、セリ、ナノハナ、タケノコ、サヤエンドウ、ウドなど。夏はカボチャ、ナス、キュウリ、ゴーヤ、エダマメ、ピーマン、オクラなど。秋はイモ類やキノコの収穫期で、サツマイモ、サトイモ、ジャガイモ、マツタケ、シメジなど。

ほかにチンゲンサイ、カリフラワー、ブロッコリー、ニンジンなどもこの季節の野菜。冬は、レンコン、ミズナ、シュンギク、ネギなど。

魚ではカレイ、サヨリ、イサキ、キビナゴなどが春の旬。夏の訪れを告げる魚は、アジ、カジキマグロ、タチウオ、スズキなど。秋になるとサンマ、サバ、イワシなどが旬。冬はブリ、タラ、キンメダイ、ホッケなど。

わが家では、冷蔵庫に「旬の食材カレンダー」が貼ってあり、できるだけ季節の味、旬を味わうという最高の贅沢《ぜいたく》を楽しむようにしています。

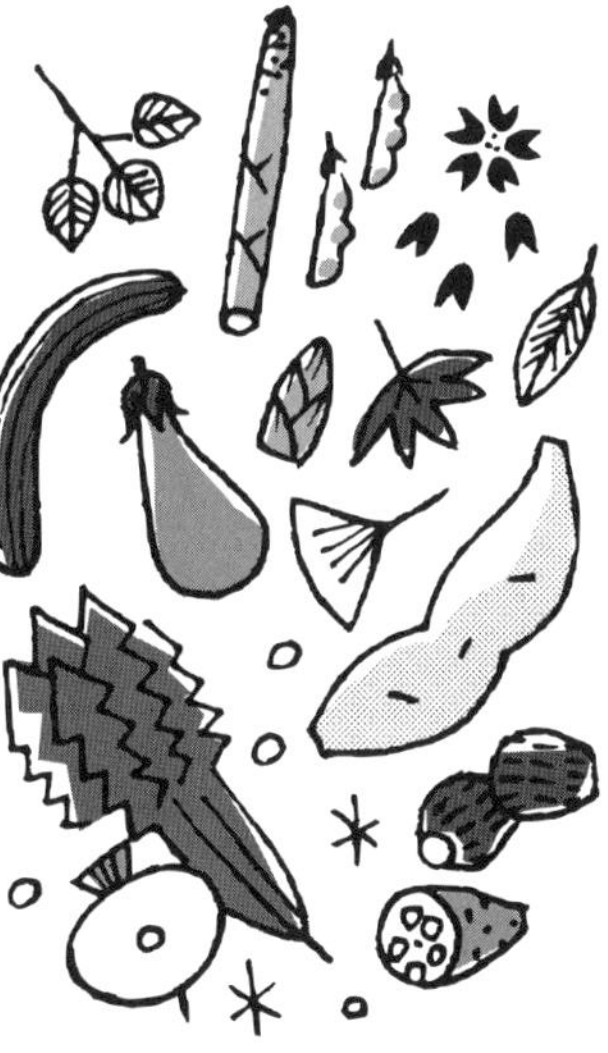

▼「いただきます」と言う習慣を伝えていく

食べる前に「いただきます」と言って手を合わせる。こんなゆかしい習慣をもっているのは日本だけのようです。

英語では「Let's eat」(さあ、食べましょう)、フランス語では「Bon appétite」(食欲がありますように→さあ、召し上がれ)などと言いますが、これらは「食べる」行動を促す言葉なのですね。

一方、「いただきます」は、**食べることとは植物や動物など他の生命をいただくことだという厳粛な意味をもち**、きわめて精神性の高い言葉です。そのためか、「いただきます」と手を合わせてから食事を始めると、食事の深い意味が頭に浮かび、一回一回の食事を大切にしようという気持ちになってきます。

次世代の子どもたちにこの習慣を伝えていくためにも、シニア層は食事の前の礼法を忘れないようにしたいものですね。もちろん、子どもたちにも、「いただきます」と言ってから食べ始める習慣、そして食への感謝の心もしっかり伝えていきましょう。

「コゲ」「サビ」「カレ」を撃退して、健康寿命を延ばす

剣で死ぬ人より、
食べすぎや飲みすぎで死ぬ人のほうが多い。（ウィリアム・オスラー）

前にも触れたように、日本には一〇〇歳を超えた人、センテナリアンが約六万五七〇〇人もいます。

「六十七十ははなたれこぞう　おとこざかりは百から百から　わしもこれからこれから」

こう言い放ったのは彫刻家の平櫛田中《ひらくしでんちゅう》です。実際、田中は高齢になってからも立派な大作に挑み続け、一〇七歳で天晴《あっぱれ》の大往生。みごとな一生を生き抜きました。

田中の言葉を裏付けるように、生物学者によると、**ヒトの本来の寿命は一二五歳**だそうで、八〇や九〇で死ぬのは道半ばで消えてしまうようなものです。

日本人の平均寿命は現在（二〇一五年の平均寿命。二〇一七年三月一日、厚生労働省の発表による）、男性が八〇・七九歳、女性は八七・〇五歳で、いずれも過去最高記録を更新。世界最高の長寿国は男性・女性ともに香港（男性八一・二四歳、女性八

七・三二歳）で、日本は男性が世界第四位。女性は世界第二位です。

一方、日本人の健康寿命は、男性が平均七一歳、女性が七四歳。つまり、**男性は九年、女性は一三年間もなんらかの形で不自由な状態で過ごす期間がある**ことになります。これが日本の長寿の現実です。不自由な期間が一〇年前後もあるなんて、せっかくの長寿も価半減ではありませんか。

しかし、二〇～三〇年前から、アメリカを中心に、アンチエイジングの研究が急テンポで進んでいます。アンチエイジングというと美容用語だと思っている人もいるかもしれませんが、医学の領域でも体内の組成や活動などのアンチエイジング研究が盛んに行われています。

といっても、美容も医学もめざすところは同じ。実際、内臓の働きや血流など体内の各器官がいきいき活動していないと、見た目の若さ、美しさは保てません。

このアイチエイジング研究の大きな成果の一つが、体を老化させる体内変化を突き止めたことです。具体的には「**コゲ**」「**サビ**」「**カレ**」の三つを防げば、体を若く保てることがわかってきたのです。

「コゲ」とは糖化のこと。私たちの体の構造や機能に関わるもの、細胞やホルモン、コラーゲンなどはみな、たんぱく質でできていて、それらを活動させるエネルギー源が糖質です。糖質を多く摂りすぎると血液にしみ出し、たんぱく質にくっつきます。糖化したたんぱく質は体温で加熱されると褐色になることから、「コゲ」と呼ばれます。

「サビ」は酸化。酸化とは酸素と化合してしまうことです。サビは、あの固い鉄でもボロボロにしてしまいます。体内細胞などがボロボロになっていく様子を想像してみてください。サビの恐ろしさが実感として理解できるでしょう。

三つ目の老化の原因「カレ」は、水分不足です。年をとるとともに肌がカサカサ乾燥してくることは誰でも体験ずみでしょう。

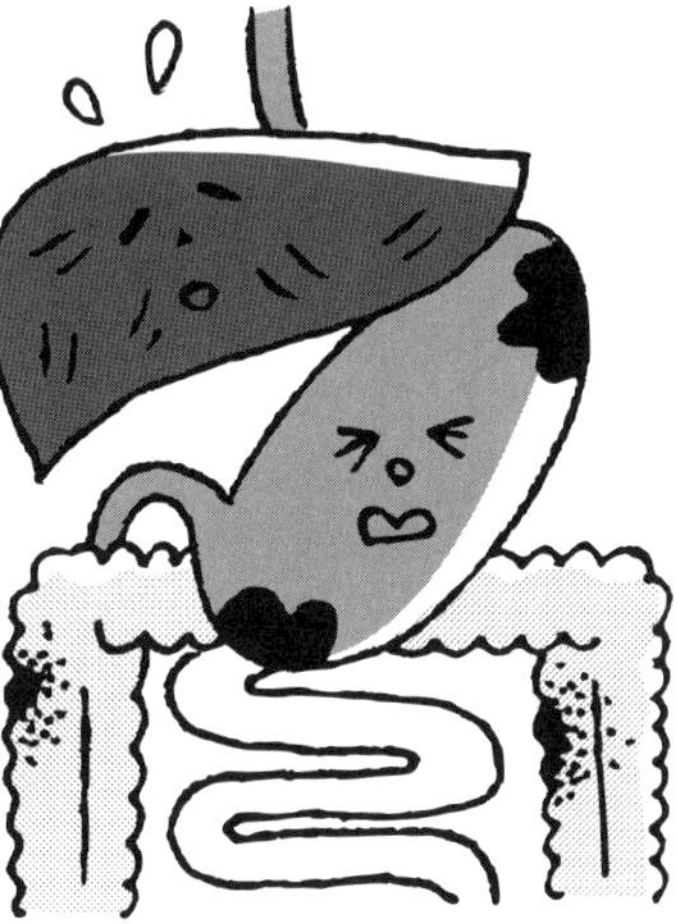

みずみずしいという表現があるように、細胞に豊かな水分が含まれていることが若さを保つ秘訣なのです。

▼体内の「コゲ」が増えると一気に老け込む

プリンの上には黒褐色の部分がありますね。このカラメルは砂糖を焦《こ》がして作ります。ご飯のおこげも濃い茶色です。このように糖分は焦げると褐色に変化します。この褐色への変化は「褐変《かっぺん》」と呼ばれます。

褐変反応を起こしたたんぱく質はさらに「**AGEs**」（エイジズ、Advanced Glycation End Products ＝終末糖化産物）と呼ばれる物質になります。アンチエイジング研究の結果、体内で主に加齢を起こすのはこの「エイジズ」だということがわかってきました。

体の各組織はそれぞれが役割をもって働きながら、歯車のように他の組織ともつながりあって動き、全体の機能を果たしています。ところが糖分を摂りすぎると、余った糖分がエイジズになります。このエイジズが歯車と歯車の間にべったりとからみつき、ひどい場合は回転を止めてしまう様子をイメージしてください。これが老化につながるというわけです。

エイジズはほとんどの病気の引き金になる物質で、**がんやアルツハイマー病、白内障、心筋梗塞、骨粗しょう症などの症状を引き起こす主役**だと言われます。

糖質の摂りすぎというと、「私はめったに甘いものを食べないので、心配はいらない」と思う人もいるようです。しかし、糖質は砂糖だけではありません。ご飯やパン、うどんなどに含まれる炭水化物、果物の果糖などもすべて糖質です。

コゲを防ぐためにも、高齢になったら、ご飯やパンなどを若いときの六〇～七〇％程度まで落とすようにしましょう。甘いものの食べすぎにも注意すること。

盲点は果物です。果物に含まれる果糖の糖成分は単糖類で、**砂糖（蔗糖《しょとう》）にくらべて吸収されやすい**のです。それだけコゲ、エイジズを増やすことになるのですね。

実際にコゲたものの食べすぎも要注意です。食べ物のなかのエイジズは加熱すると急激に増えてしまうからです。焼肉を食べるときはなるべく焦がさないように。牛肉は火を通しすぎないほうが、おいしいものです。

炭火でジュウジュウ焼いた焼き鳥もなかなかの美味。でも、焦げた部分はできるだけ食べないこと。ちょっとしたつまみが欲しいときには、焼き鳥よりも鳥ワサをおすすめします。

現代病の九割に関わる活性酸素に効く食べ物の選び方

失敗者と成功者とのただ一つの違いは習慣の違いである。（オグ・マンディーノ）

自転車や三輪車を外に出しっぱなしにしていたらすっかりサビてしまい、使い物にならなくなってしまったという経験はありませんか。鉄の門なども定期的に塗り直さないとサビでボロボロに腐食してしまいます。

このサビ現象が体内でも起こっているとしたら、考えただけでゾッとしませんか。

実は、「サビ現象」は体内でもいたるところで起こっています。

サビは酸化です。物質は酸素と結合すると、たいていのものがサビてしまうのです。

「でもなぜ、体内でサビが起こるの？」と疑問をもつ人もいるでしょう。

私たちは呼吸を通じて酸素を体内に取り入れているので、体内には酸素がいっぱいです。ただし、普通の酸素はサビという悪さをしません。サビを引き起こす酸素は「**活性酸素**」と呼ばれる、普通の酸素よりも著しく反応性の高い酸素です。

物質を構成している分子は原子核と一対の電子から成っているのが原則ですが、なかには対になっていない電子をもつ場合があります。これを「フリーラジカル」と言います。フリーラジカルは構造的に不安定なので、他の物質から電子を奪い取って対になり、安定しようとする特長があるのです。

活性酸素もフリーラジカルの一種。体内でも他の物質から電子を奪い取り、安定しようとします。無理やり電子を奪われた物質は傷つき、ときには死んでしまいます。こうして活性酸素は病気や老化を引き起こすのです。**病気や不具合の九〇%は活性酸素が関係している**という説もあるくらいです。

▼「色の濃いもの」を食べる効能

といっても若いうちは心配無用。私たちの体には活性酸素に対抗する力がちゃんと備わっているからです。でも、中年ごろからこの抵抗力がしだいに弱ってきます。

中年になったら、暮らし方、とくに食べ物の選び方に気をつけ、活性酸素に抵抗する力をつけるように心がけましょう。

体内の酸素が活性酸素に変わるのには、紫外線、喫煙、排気ガス、食品添加物、アルコールの摂りすぎ、ストレスなどが大きく関与していることがわかっています。ふだんから、できるだけこれらの原因を取り除く生活をすることも大事です。

さらに、活性酸素に抵抗力がある抗酸化食品を積極的に食べるようにしてください。抗酸化食品の目安の一つは色の濃いものを食べること。

植物や他の動物も活性酸素の害を避けるために防御策を講じています。いちばん手っ取り早いのが活性酸素を発生させる大きな原因である紫外線を取り入れないこと。そのために、体の表面を色の濃い皮や甲らなどでカバーしようとします。色の濃い植物や動物は、紫外線をシャットアウトしようとする抗酸化物を豊富に含んでいると考えて間違いありません。

アサイー、ブルーベリーなど濃い紫色のものはとくに抗酸化効果にすぐれています。ほかに、オレンジやレモンなどの柑橘類《かんきつ》には抗酸化力にすぐれたビタミンCがいっぱい。

大豆に含まれるイソフラボン、トマトやスイカに含まれるリコピン、あんきも、たらこ、モロヘイヤなどのビタミンE、ごまのセサミンなどはいずれもすぐれた抗酸化食品です。

この方法であなたも「水分をたっぷり含んだ」体になる

老化とは乾燥への過程である。
（アリストテレス）

若々しい肌を「みずみずしい」と表現しますね。実際、老化するにつれて私たちの肌は水分を失い、カサカサしてきます。

仔牛《こうし》や若鶏《わかどり》の肉は水分たっぷりでジューシーで軟らかいものですが、老化にともないパサパサになります。水分を失っていくからです。

ヒトも年齢とともに体内の水分量は減っていき、子どもは体の約七五％は水分なのに、成人になると約六〇％、**高齢者では約五〇％**になってしまいます。

水分量はそのまま、生命力のバロメーターとも言われています。生命活動とは、血液・リンパ液・唾液・粘液・消化液・尿などの体液のなかで行われるさまざまな化学反応だと言い換えることができるのです。

▼こまめに水を飲むことを忘れない

それほど大事な水分なのに、汗や尿だけでなく皮膚表面から、あるいは呼吸などで絶えず排出されていて、その量は大人で一日約二リットル。単純に言えばその分、つまり一日二リットルは水分を補給しなければならないわけです。清涼飲料水の二リットルボトルを見ると、かなりの量だとわかりますね。

といっても、野菜などの食べ物にも水分が含まれているため、二リットルボトル一本を毎日飲まなくても大丈夫。朝・昼・晩とそれぞれの間の計五回、コップ一杯程度の水か白湯《さゆ》を飲めば約一リットル。ほかにみそ汁やスープなど料理からも水分を補給するので、普通に暮らしていればだいたい二リットルの水分は摂っているものです。

水分が不足すると起こるのが脱水症状です。脱水症状はそのまま放っておくと、命に関わることもあるほど危険なもの。子どもや高齢者と一緒のときは、とくにこまめに水分補給をするように気づかいましょう。

高齢者は、いつも小さなボトルに水やお茶を入れて持ち歩き、**とくにのどの渇きを覚えなくても、一～二時間おきくらいに水分を補う**ようにしてください。

水分が体の外に出ていくときにはミネラルも一緒に排出されるため、水分を補給すると同時に、塩分など少量のミネラルを補うことも忘れないようにしましょう。

白湯を飲む人ほど「理想的な体形」を維持できる

万物の根元《もと》は水ぞと喝破せし哲人ありき三千年昔に
（三笠宮崇仁親王）

あるお宅を訪れたときのことです。

「お寒かったでしょう？」と言って出されたのは一杯のお湯。そう白湯です。

「えっ？　お茶ならわかるけど、ただのお湯？」と思う人もいるかもしれませんが、健康面から考えると、最初に**白湯は最高のおもてなし**と言えるのです。

白湯とは、ただのお湯ではなく、厳密には一度沸騰させてぬるく冷ましたもの。ぬるく沸かしたのではなく、一度沸騰させてから冷ますことがミソ。「一〇〜一五分は沸騰させたい」と言う人もいます。

そういえば、赤ちゃんの水分補給には白湯を与えますね。それほど白湯は体にやさしいのです。病人や高齢者にも冷たい水は体にマイナスですから、ひと手間かけて白湯を与えるようにしましょう。少し前までは、薬を飲むときには白湯で、と心がけるのが当たり前だとされていたくらいです。

なぜ、白湯が体にやさしく、そのうえ健康にいいのでしょうか。

その理由は、水道水ならカルキが飛んで体への負担が軽減すること。水のクラスターが小さくなるという説もあり、実際、「飲んだとき口当たりがやわらかく感じる」と言う人もあります。

いちばん確かな根拠は体温に近いことでしょう。熱すぎる湯、冷たすぎる水は刺激が強く、体にとって負担になることがあるからです。人肌（体温）より心もち温かな白湯は体に受け入れられやすく、胃腸への負担も小さいのです。

体温に近い温かさなので体をすぐに温める効果も高く、体が温まると血行がよくなります。**内臓の温度が一℃上がると免疫力が三〇％も高くなり、基礎代謝も一〇％ほど高まる**ことが知られています。

▼白湯のデトックス効果で体内を大掃除

白湯を飲む習慣で、基礎体力が上がることを利用した「白湯ダイエット法」もあります。

女優の深田《ふかだ》恭子《きょうこ》さんは白湯ダイエットで短期間に五キログラムの減量に成功。イメージがすっかり変わり、ダイエット後、再ブレイクを果たしたそうです。以後も白湯を持ち歩くようになり、リバウンドなしで、スリムな体をキープしているというから白湯の効果、恐るべしですね。

温かな白湯が体内に入ってくると内臓が温まり、働きも活発になります。その結果、新陳代謝が盛んになり、腸のなかにたまっていた未消化物質や毒素、老廃物などが排出されやすくなり、デトックス効果が期待できます。

デトックス効果はテキメンに肌に現れます。まず、肌のくすみが解消され、肌の内側から生き生きとした印象になるのです。

また、白湯には利尿効果、便通を促す効果もあるので、むくみやぽっこりお腹の悩みにも効果が期待できそうです。

年齢を重ねると便秘がちになる人も増えてきますが、そんな人は、**朝起きがけにマグカップ一杯程度の白湯をゆっくり時間をかけて飲む**習慣をつけてください。

しばらくすると、白湯の確かな効果に驚くはずです。

腸を元気にするみそ汁、納豆、ぬか漬けの民宿風和定食

人間はただ眼前の習慣に迷わされて、
根本の原理を忘れるものだから気をつけないと駄目だ。（夏目漱石）

「二一世紀は腸の時代」と言われています。

これまで腸は消化器官と認識され、食べ物に含まれる栄養分を吸収する器官と考えられてきましたが、近年、腸は細菌やウイルスをやっつけ、体外に排出する機能や免疫機能など、健康のカギを握る臓器だとわかってきたからです。

人体を構成している細胞は約六〇兆個。ものすごい数だと思うでしょうが、人の腸のなかには、これをはるかに上回る六〇〇兆〜一〇〇〇兆以上もの細菌が棲《す》みついています。顕微鏡でのぞくと、これらの細菌は花を咲かせた植物が群生しているように見えることから、「**腸内フローラ（腸内細菌叢《そう》）**」と呼ばれています。

そして、この腸内細菌が免疫機能を活性化し、健康を保つうえで大きな役割を果たしていることがわかってきたのです。とくに大きいのは免疫機能で、ヒトの体の免疫

システムの約六〇%が腸に集中していると言われるほどです。

古来、中国では体調を崩すと、山椒、乾《かん》姜《きょう》、ニンジンなどの煎じ液を飲んだり、塩を炒《い》って布で包み、お腹に当てるなどの方法で腸を温め、体調を回復させる療法が伝えられていたそうです。「腸内環境が乱れると病気になる」ことを知っていたのですね。

腸内環境の乱れとは、腸内細菌のバランスが乱れた状態を指します。腸内細菌には、体に良い働きをする「善玉菌」と体に悪い働きをする「悪玉菌」、どちらにも属さない「日和見《ひよりみ》菌」がありますが、健康によいバランスは**善玉菌二割、悪玉菌一割、日和**

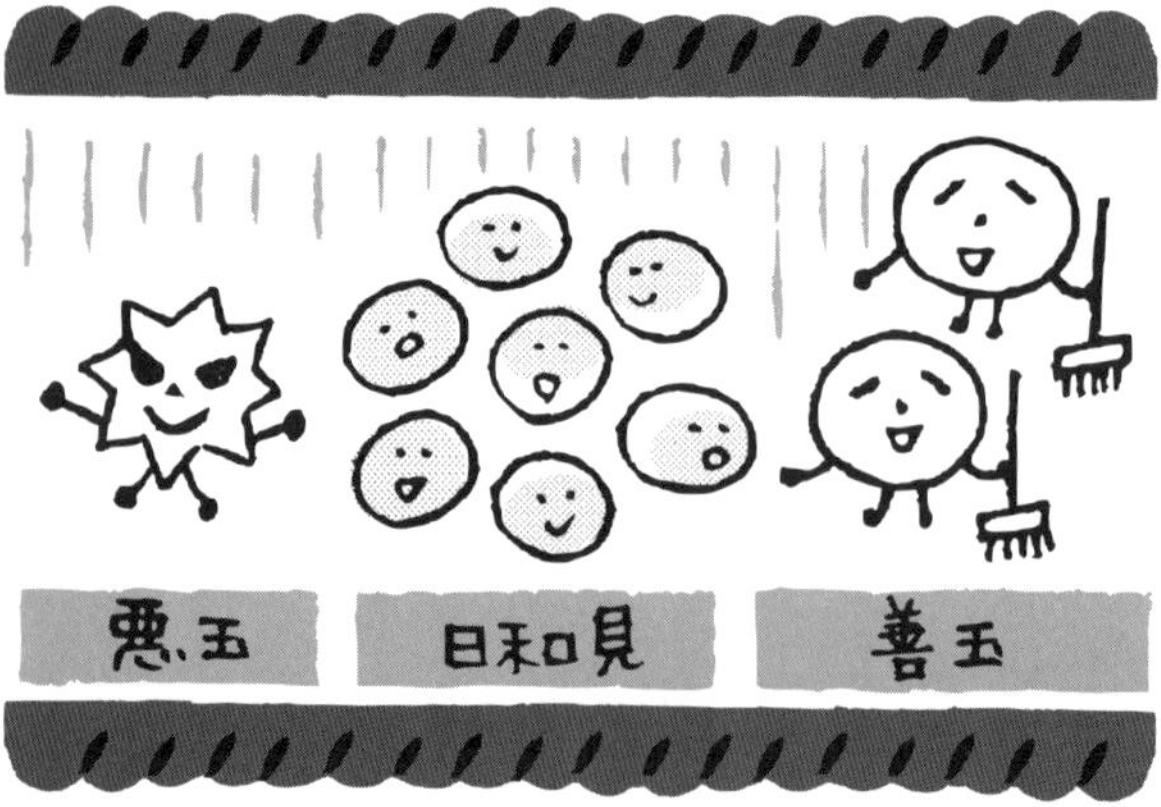

見菌七割ぐらいだと言われています。

このバランスは変調しやすく、食生活、体調、年齢などですぐに崩れてしまいます。バランスが乱れ、悪玉菌が優勢になると、お腹の調子が悪くなるだけでなく、生活習慣病になりやすくなったり老化を進めるなど、さまざまな症状が表面化してきます。

では、どうすれば腸内環境のバランスを整えることができるのでしょうか。

基本はなんといっても食生活。毎日、善玉菌を増やす食べ物をよく食べるようにし、同時に悪玉菌を増やす食べ物を控えめにする。それだけで体調が徐々によくなります。

▼発酵食品は腸内バランスを整える最高傑作

善玉菌を増やす食生活の基本はヨーグルトや乳酸菌飲料、発酵食品や麹《こうじ》など。これらを積極的に食べ、一方で悪玉菌を増やす肉類やお菓子などは控えめにすることです。

納豆、みそ汁、ぬか漬けなど、日本人は伝統的に発酵食品をよく食べてきました。これら和の発酵食品も腸内環境を健やかに保つために大活躍してくれます。

ヨーグルトは善玉菌の主役とも言えるビフィズス菌が多く含まれ、腸には非常によいのですが、脂肪分も多く含んでいること、砂糖など甘味《あまみ》を加える人が多いことなどから、中年以降の人は食べすぎないよう注意が必要です。

一方、**納豆、みそ汁、ぬか漬けなどは脂肪分はほとんどゼロ**。納豆など大豆製品は食物繊維も多く含み、便秘を防ぐ効果もあります。

言うまでもなく、便秘は腸の健康の大敵です。高齢になると便秘から腸閉塞などの重い腸の病気を誘発することもマレではありません。日ごろから、便秘対策をしっかりと行うようにしましょう。

そのためにも、アラフィフからは食事は、民宿で出てくるような正調和定食がおすすめ。ご飯も玄米や五穀米など、食物繊維が多いものに変えれば理想的です。

病気になる前に食べて防ぐ！　新芽野菜が秘める力

諸君にとって最も容易なものから始めたまえ。
ともかくも始めることだ。
（ヒルティ）

「スプラウトをもっと食べてください」と言うと、特別な食べ物をすすめられたと思うかもしれません。実はスプラウトとは植物の発芽したばかりの新芽のこと。おなじみのモヤシはその代表です。

最近はちょっとしたスプラウトブームで、最も一般的な緑豆モヤシのほかにもブロッコリー、かいわれ大根、さまざまな豆類の新芽など、バラエティ豊かなスプラウトがスーパーなどの店頭に並んでいます。

いかにも新鮮でかわいらしい印象で、サラダなどに添えるとそれだけで料理がワンランクアップ。しかも、スプラウトは「発芽」、すなわち植物の命の芽生えですから、このときだけの代謝が行われ、**種子のときには存在しなかった成分が多く産生され、高い栄養効果も備えています。**

発芽した芽を食べることは古くから行われており、五〇〇〇年ほど前の古代中国では、すでにマメ科のスプラウトが栽培されていたと伝えられています。日本でも平安時代、貴族の食卓にはかいわれ大根が載っていたという記録があるそうです。

スプラウトがとくに活躍したのは一五〜一七世紀半ばの大航海時代でした。長い航海中、船乗りを悩ませたのはビタミン不足。なかでもビタミンCが不足すると毛細血管が弱くなり、全身の皮下、歯肉、関節や消化器官などから出血し、ひどい場合は死に至ります。実際、一四九八年、ヴァスコ・ダ・ガマがインド航路を発見したときの航海では、一八〇人の船員のうち一〇〇人が壊血病《かいけつびょう》のため命を落としたと伝えられます。

しかし、貴重な野菜も食べていた上級船員にはその症状が見られなかったことなどから研究が進められ、**壊血病が野菜や果物不足と深い関係がある**ことが突き止められます。その結果、スプラウトが注目されるようになったのです。

実際、一八世紀後半、南太平洋などを航海したキャプテン・クックは、レモンなどの柑橘類を大量に積み込み、さらに船上でスプラウトを栽培して下級船員の食事にも加えたところ、航海中の死者を劇的に減らすことに成功しました。

▼抗がん効果の発見でスプラウトが再ブレイク

このスプラウトが最近、ふたたび脚光を浴び、人気も獲得するなど再ブレイクを果たしたのは、非常に強い抗がん作用があることが解明されたことからです。

一九九四年、アメリカのジョンズ・ホプキンス医科大学のタラレー教授らが「ブロッコリーの新芽である**ブロッコリースプラウトに含まれるスルフォラファンに強い発がん予防効果がある**」と発表したのです。

スルフォラファンは、たんぱく質やビタミンなどの栄養素に加えて重要な「第七の栄養素」と言われるファイトケミカルの一つで、細胞を傷つける活性酸素の発生や活動を抑える酵素の働きや解毒力を高める働きにすぐれています。

強い抗がん効果は、強い抗酸化作用によって活性酸素の発生を防ぐことによるもの。ほかに、アルコール分解するときに発生する酵素・アセトアルデヒトの代謝を促進させて肝機能を守る効果、アレルギーを抑える効果にもすぐれています。

生のまま食べるローフードであることも健康効果を高める要因で、もちろん超低カロリー。アメリカではたちまちブロッコリースプラウトの大ブームが起こり、やがてブームは世界に広がり、日本でも、その人気は急速に高まってきています。

ブロッコリースプラウトは基本、**生で食べます**。

スルフォラファンは、植物のなかでは「ＳＧＳ」という物質で存在しており、噛むことで細胞が破壊されるとミロシナーゼという酵素と反応してスルフォラファンに変化します。ミロシナーゼは熱に弱いので、原則、加熱しないで生で食べること。これがスプラウトの効果を最大限生かすポイントです。

サラダなどにトッピングして他の野菜とよく混ぜて食べたり、スープやジュースなどに浮かせてもよし。食事の前にスプラウトをサラダボールいっぱい食べる習慣をつければ小腹が満たされ、食事量を減らすことができるので、無理なくダイエットができそうです。

細胞を壊すというイメージをもってよく噛んで食べ、スルフォラファンへの変化を促すようにしましょう。

また、スルフォラファンの働きは三日ほどで効力がなくなるので、少なくとも三日に一度はブロッコリースプラウトを食べ、がんの発生を抑え込むようにしましょう。

始めよう！ 一日だけ食べるのをやめてみるマイルド断食

我々のまわりにある偉大なことのなかでも、無の存在が最も素晴らしい。（レオナルド・ダ・ヴィンチ）

パソコンが不調になったとき、「再起動」するとたいていの不調は回復することはご存じでしょう。

人の体も同じです。最近、疲れぎみだとか、なんとなく体調がすっきりしないというような場合は、週末や連休を利用して一日だけ断食し、体内環境をリセットしてみましょう。「たった一日で！」とびっくりするくらい、体調がすっきりと回復します。

断食道場などで行われている断食は、だいたい一週間程度、固形物は摂らず、水だけしか許されないという厳しいものが多いようです。

一日だけのマイルド断食はそれよりずっとハードルが低く、固形物はNGですが、**ハーブティや野菜ジュースなどはＯＫ**と、誰にでもできそうなやさしい断食です。

お腹を空っぽにすると不調が治ることを動物はよく知っていて、イヌやネコなどは、具合が悪いとなにも食べようとせず、ごろんと横になって寝ているだけ。そのうちにちゃんと体調を回復しているのですから、たいしたものです。

断食で健康を取り戻すのは、医学的には**細胞のオートファジー（自食）行動**を活用した結果だと説明できます。細胞は飢餓《きが》状態になると細胞内の不要なものを排出し始め、その結果、細胞内の老廃物などがなくなるので、細胞の生息環境が一新されるのです。

マイルド断食で固形物が入ってこないと、胃や腸内でこのオートファジーが行われ、細胞がリセットされるわけです。

同時に、食べた後数時間、つまりふだんは起きている間のほとんどの時間、消化・吸収活動に追われている腸を一日休ませることができる効果も大きいと考えられます。

腸は体の免疫機能の七〇％を受け持っている重要な器官です。ときどき休ませて腸が疲れないようにすることは、健康を保つうえでも欠かせません。

腸がきれいになり、免疫機能が高まるのでがんになりにくい、糖尿病などの生活習慣病になりにくくなるなど、断食の効果はテキメンです。最近は「**腸がきれいだと脳の活動が活発になり、認知症になりにくくなる**」という新たな研究成果も発表され、注目されています。

残念ながら腸も加齢の影響は避けられません。アラフィフの声を聞いたら、月に一回ぐらい、一日食事を抜いて腸内をリフレッシュするマイルド断食をぜひ、おすすめします。

▼断食日の前の準備と後のフォローも大切

週末の一日、たとえば土曜日をマイルド断食に充てようと考えたとしましょう。「明日はなにも食べられないのだから」と金曜日の夜まで、お腹いっぱい食べてしまう人がいるかもしれません。しかし、これではせっかくの断食もあまり効果は期待できません。土曜日になっても、お腹には消化しなければならない食べ物が残っていて、腸がゆっくり休めないからです。

マイルド断食の前の日の夕食は、**できるだけ消化のよいものを、ふだんの半量くらい食べる**程度にしておきましょう。

断食当日は基本的にはなにも食べません。ときどき、白湯などで水分を補給する程度で一日過ごします。つらいと感じなければ、普通に過ごしてかまいませんが、きつい運動やトレーニングは控えます。

断食の翌日、いきなりふだんの食事に戻すのはちょっと乱暴です。この日は、おかゆやスムージーなどをゆっくりと時間をかけて口にし、徐々にお腹をならしていきましょう。

断食当日、白湯だけではつらいという人は、食事の時間に野菜ジュースをコップ一杯ぐらい、あるいはハーブティなどを飲むのもよいでしょう。固形物が入ってこなければ、腸の負担は大きく減りますから、この程度のごくやさしい断食でも、体の調子はかなり改善するものです。

ただし、野菜ジュースはできるだけ市販品ではなく、野菜をジューサーにかけた手

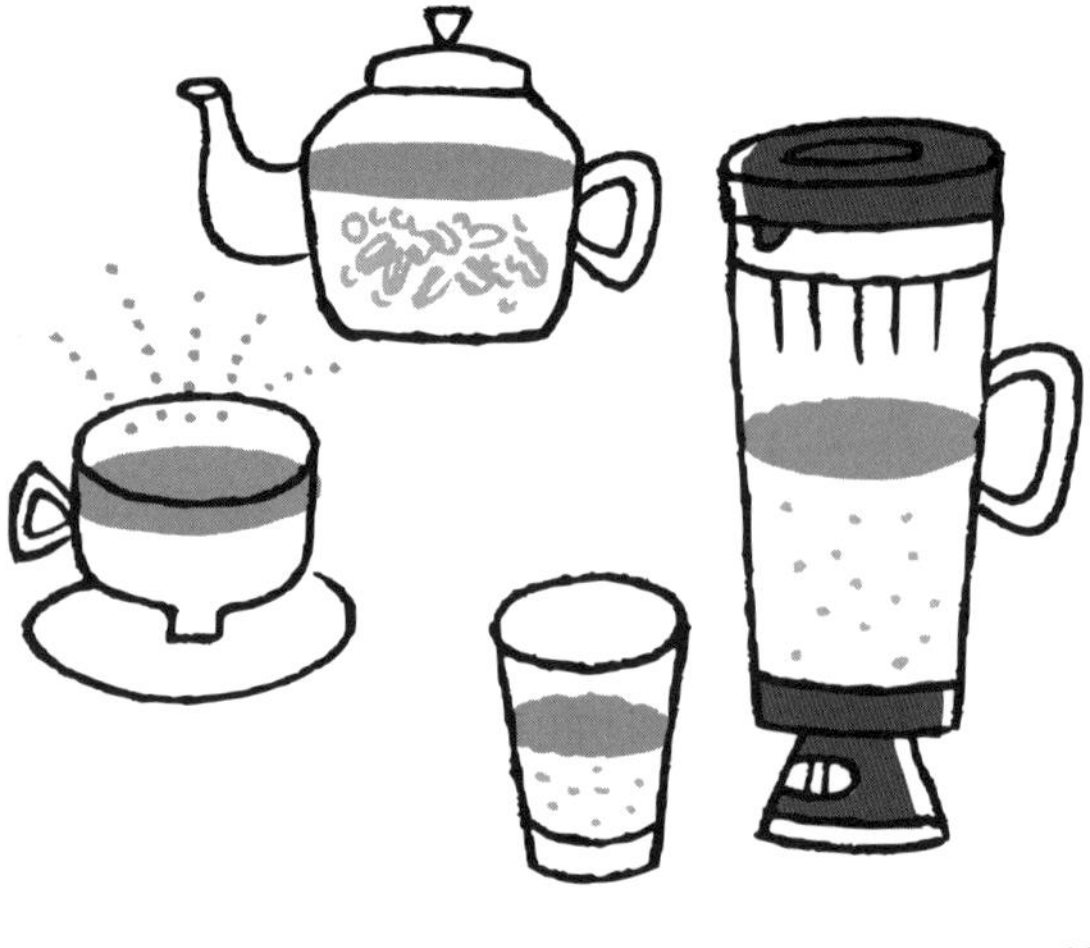

作りジュースを飲むようにしましょう。市販のジュースは加熱処理されているものが多く、ビタミンや酵素などが十分含まれていないことがあるからです。

さらに、マイルド断食も断食であることは変わらないこともお忘れなく。体調のいいときを選んで行うことが大切です。**毎週週末というのは少しやりすぎ**。月に一〜二回程度行えば、確実に体調はよくなっていくはずです。

ありあわせご馳走で、心も冷蔵庫もダイエット

「きれいさ」はお金で買えます。美しさは買えません。（渡辺和子）

もう三〇年ほど前の話、アメリカで暮らしていたことがあります。二年ほどの滞在中いろいろなお宅に招かれたのですが、とにかく驚いたのは冷蔵庫の大きさ。当時は、これこそアメリカの豊かさの象徴だ、などと思っていました。

でも、少なくとも冷蔵庫の大きさでは、最近の日本は負けていません。家電売り場にも、まるでタンスみたいな巨大な冷蔵庫がズラリと並んでいます。

一方、家族の構成人数は減少の一途なのですから「？」です。

二〇一六年のデータでは、**一人暮らし高齢者は女性の五人に一人、男性は一〇人弱に一人**の割合ですが、都市部では、一人暮らしの高齢者はもはや珍しい存在ではなくなっています。

家族数が減れば必要な食品も少なくなるのですから、冷蔵庫はもう少し小さくても

いいのではないかというのが、私の素朴な疑問です。週末に車で出かけ、一週間分の食品を買ってくるなど、ライフスタイルが変わってきていることの影響も見逃せないのでしょうが……。

なぜ、私が冷蔵庫の大きさなどにこだわるかと言えば、**人は欲張りな生き物で、入れものが大きいとどんどんモノをため込む習性がある**からです。大きなカバンを持つと、ふだんよりたくさんのモノを持ち歩くようになることは経験ずみでしょう。

冷蔵庫も同じ。大きな冷蔵庫があると、つい余計に買ってきて、冷蔵庫にぎっしり詰め込みます。そして結局、使いきれず、ときどき冷蔵庫の奥から買ったまま忘れていた食品が出てきた……。身に覚えがある人も少なくないはずです。

賞味期限の問題もあり、現在、日本では驚くほど大量の食品が棄《す》てられています。日本の食品廃棄量は世界でも一～二位を争っているとか。政府発表では、廃棄食品量は年間一九〇〇万トン。これは七〇〇〇万人が一年間食べていかれる量で、金額換算では年間約一一一兆円が捨てられている計算になるそうです。

▼カクヤご飯、かき揚げ……残り物を工夫する新たな楽しみ

私が子どものころは、食べ物を粗末にしないようにと親は厳しくしつけたものです。残り物であっても、まだ食べられるものを棄てるなんてもってのほか。私の母も、野菜の切れ端や漬物の残りを使って、よくカクヤご飯やかき揚げを作ってくれました。おふくろの味でもあり、いまもときどき無性に食べたくなる味の一つです。

カクヤとは漬物のことです。昔は家で漬けていたので、ぬか床などの底から取り出し忘れた漬物がよく出てきたもの。さらに食べ残した漬物も取っておき、これらを集めて小さく刻み、混ぜ合わせたものがカクヤ。好みで梅肉を混ぜ合わせたり、ゴマを振ったりすることも。古漬けのちょっとした酸味がかえってオツな味わいです。

これを白いご飯とさっくり混ぜ合わせたものがカクヤご飯。温かいご飯でもいいし、夏など冷えたご飯に混ぜ、冷たいお茶をかける冷や茶漬けも意外なおいしさです。

ニンジン、ゴボウ、玉ねぎなどがほんの少しあれば、細切りにし、かき集めて衣をつけてからりと揚げれば、かき揚げのできあがり。給料日前などのお助け料理でもあったようです。サクラエビなど動物性のものをちょっと加えると栄養バランスもよく、

天丼にしたり、うどんやおそばに入れたり。大好物の一つでした。

「**食べ物は最後まで大事に食べる**」といった暮らし方を守っていれば、心にも体にもぜい肉がつくこともなく、健やかに暮らせそうです。

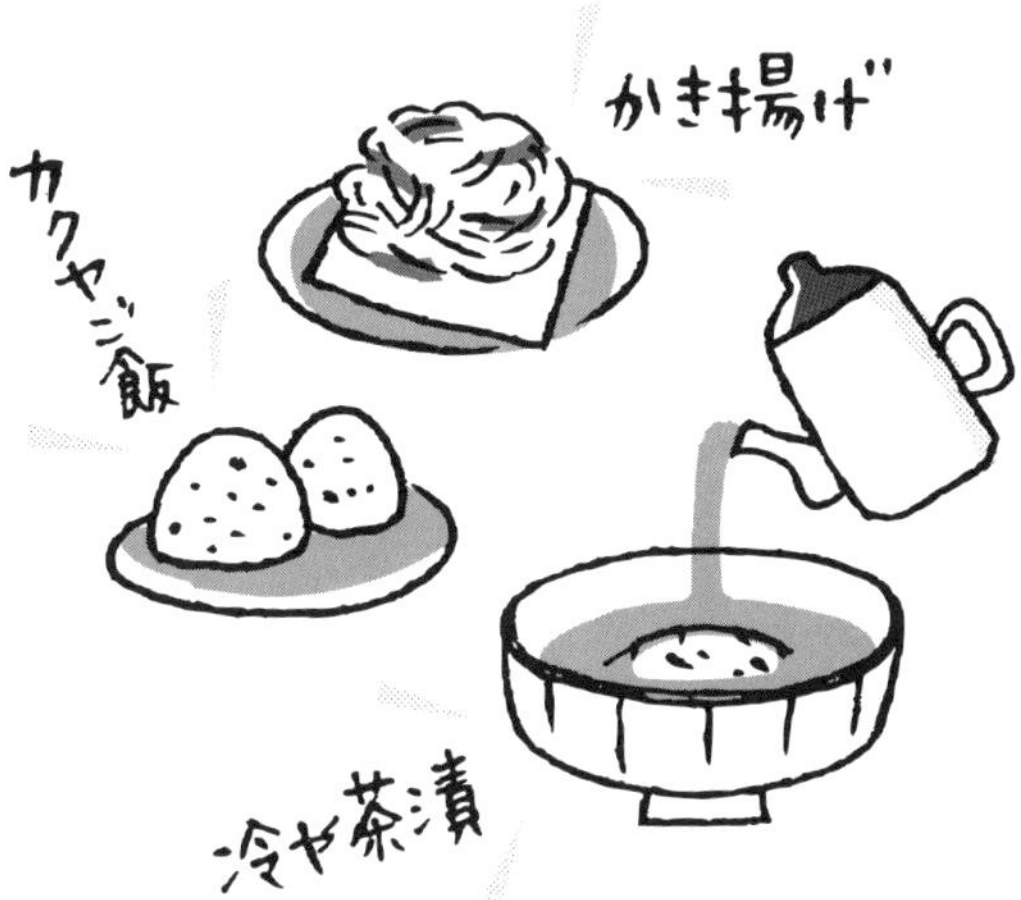

第4章

老いを楽しむ人づきあいの秘訣、教えます

人は一人では決して幸せになれない

自分から声をかける。これが老後の友活のいちばんのポイント

人生から友情を除かば、世界から太陽を除くにひとし。（キケロ）

老後の心配というと、まず健康。それからお金と答える人が大半ですが、精神科医の立場から言えば、それと同じくらい、いえ、もっと大事なのは〝友だち〟の存在です。

極論すれば、病気になっても話し相手の友だちがいれば心慰められます。お金の問題は生活保護など行政が手を差し伸べることができますが、心を開いておしゃべりする相手がいない、お茶を飲む仲間もいないという悩みは、社会保障や医療保険制度ではどうすることもできません。

言うまでもなく妻や子どもなど家族の存在はありがたく、大きな支えになります。同時に友だち・知人、近所の知り合い、お稽古事の仲間など、家族とは違った次元の人間関係が豊かにつながっていると、老後の楽しさは限りなく広がっていくものです。

しゃべる、笑うという行動が少なくなると、老化が一気に進むことも知られています。友だちの存在は、老後の精神ケアの観点から言ってもかけがえのないものだと言えます。

ときどき、「友だちは数ではなく質だ。私には数少ないけど、とても仲のよい友だちが何人もいるから、これ以上友だちを増やそうとは思わない」と反論する人に出会います。

でも、老後は想像以上に長いものです。そのうちにどちらかが病気になるなど、いつまでも二人の交流を楽しめるとは限りません。もっと年をとってくると、遠くの友だちとの交流はしだいに間があいてくるの

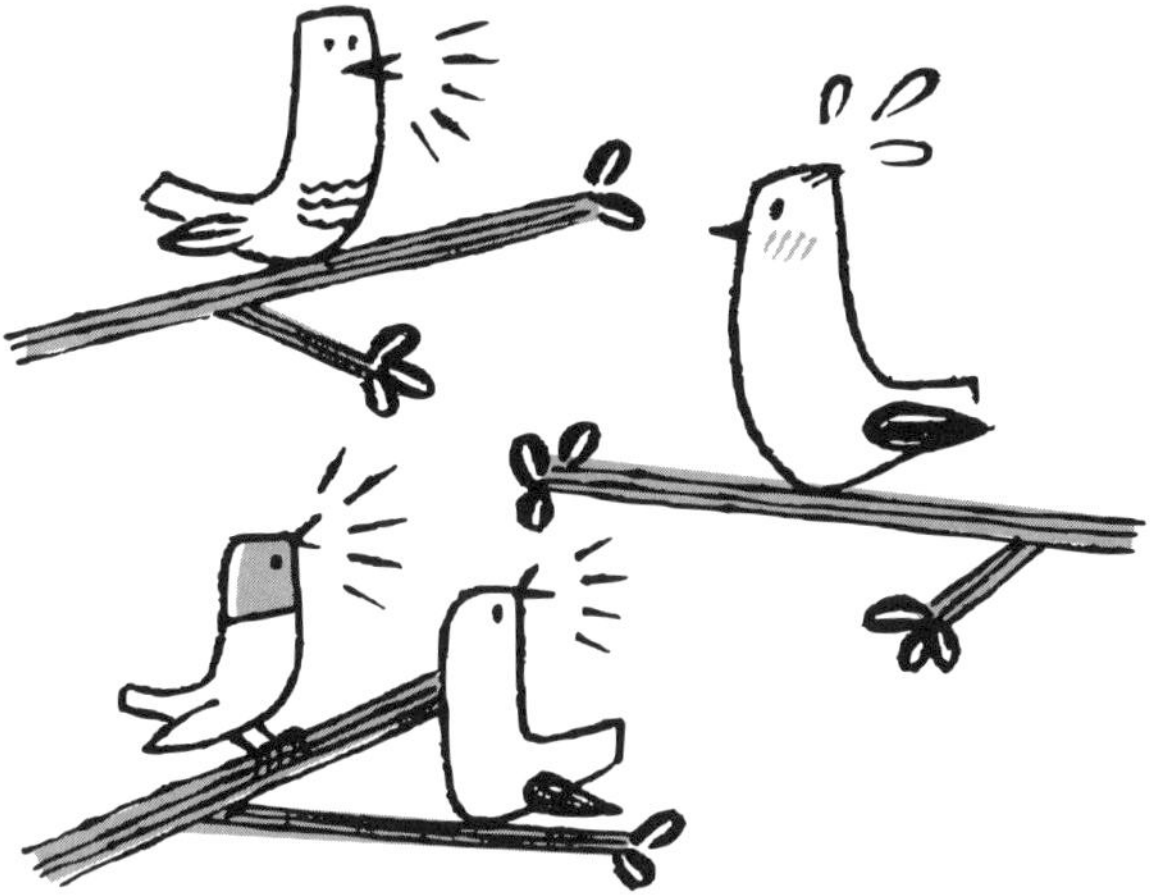

も現実です。そのころには徒歩圏や自転車かバスで行き来できる地域の友だちが欲しくなってくるでしょう。

長年付き合いを重ねてきた友だちと、地域の友だちの両方があれば理想的。**人間関係に関するかぎり、いくらどん欲であってもいい**と思います。

いくつになっても自分から積極的に働きかけ、友だちを増やすように心がけましょう。

▼地域・趣味の仲間づくりの鉄則

知人に、友だちづくりの名人がいます。もともとはどちらかというと引っ込み思案で、友だちが少ないことを悩みのタネにしていた人です。ところが、老いの兆しを感じるようになると、猛然と友だちが欲しくなり、積極的に友活を始めたのです。

友活の第一歩は、まず、自分から積極的に声をかけること。

たとえば、健康のためにウォーキングを始めてみると、同じ時間帯に歩く顔ぶれはだいたい同じです。同じ年代ぐらいの人と顔なじみになったら、こちらから「おはようございます。よくお会いしますね」と声をかけ、軽く気候の話などを交わすうちに、

「その辺で冷たいものでも飲みませんか?」と一歩、踏み込んでいく。

彼女の場合もこんなふうにして、いまではウォーキングで出会ったことをきっかけに、ランチをしたり、お茶をする友だちが片手の指に余るくらいできたそうです。

旅行に出かけた折などには、**相手の気持ちの負担にならない程度のちょっとしたお土産《みやげ》を買ってくる**などしているうちに、お互いの家を行き来するほど親しくなった人もいると笑顔で語っています。

人間関係の距離は、どちらかが一歩踏み出さなければ縮まらないということです。

友だちを持ち寄る会で、「友だちの友だちはみな友だちだ」

人に交はらんとするには、ただに旧友を忘れざるのみならず、兼ねてまた新友を求めざるべからず。（福沢諭吉）

アスレチックジムで知り合ったIさんの話です。リタイア後一〇年近くたっているといいますから、年齢はアラセブぐらいでしょうか。

何回か顔を合わせているうちに少しずつ話をするようになり、しだいにIさんのことがわかってきました。

三年前に最愛のご主人を見送ったこと。認知症が進み、施設介護でなければ無理だと言われたご主人を五年間も在宅介護したというほどラブラブだったので、ご主人を見送ってからしばらくはただ茫然《ぼうぜん》自失だったこと。子どもはなく、一人暮らし。毎日、時間をどう使っていいのかわからず、ちょっとした買い物に出るほかは家から出ることもなく、誰とも話をする機会がない生活になってしまったことなどを、自分から話してくれるようになりました。

現在、彼女は明るい表情で、英会話やピアノを習うなど、積極的な生き方を取り戻してきています。

そのきっかけになったのは、以前はご主人と一緒だったジム通いを復活したこと。一人で行ってもつまらないなと思っていたそうですが、一人で泳いだり、サウナに入ったりしていると、かえって話しかけてくれる人がいて、最近では、「気がついたら、ときどきジムの外でも会っておしゃべりする友だちが増えてきた」と言うのです。

「いろんな人と話していると、人それぞれ。みな、がんばって生きているんだな、とわかってきて、おかげで元気を取り戻せたのよ」とIさん。

人を元気づけるのは、なんといっても人なのですね。

▼「友だちを一人連れてくること」が参加の条件というパーティ

これも私の知り合いの例ですが、Oさんは三〇代に離婚し、その後、二人の子どもを女手一つで育てたというがんばり屋。早くから、子どもはやがて巣立っていくものと覚悟を決めていたそうです。

子どもが独立すると、それまで生活を支えてきた翻訳の仕事を少しずつセーブし、

「老後の生活には友だちが欠かせない」と**毎週一回自宅を開放して友活の場として活用して**、どんどん友だちを増やしています。

彼女の家はごく普通の二LKのマンションで、とくに広いわけでもありません。以前、子どもたちの部屋だったところを整理して自分の部屋にし、リビングにはテーブルと椅子のほかはほとんど置かず、フリースペースにしました。週一回の「お茶の会」の日は、手作りのパウンドケーキとコーヒー・紅茶を三〇〇円で提供しています。

最初は無料でお茶を出していたのですが、そのうちに訪れる人がそれぞれケーキやクッキーなどを持ってきてくれるようになりました。気づかいはうれしいけれど、食べきれないし、気持ちの負担をかけることが気になって、みなと相談し、お金をもらうことにしたのだとか。こうして割り切ったからか、「お茶の会」はいまもにぎやかに続いています。

さらに半年に一度くらいの割合で、簡単なビュッフェパーティも開いています。料理はメンバーの自称・料理名人たちがそれぞれ自宅で作ってきてくれたもの。飲みものは原則寄付。このパーティでも一回五〇〇円程度の参加費を徴収して、お料理の材料費などに充てています。

面白いのは、このパーティに参加するための条件が「ここで知り合った以外の友だちと一緒に来ること」であること。

「友だちを持ち寄る場にしたい」というのがOさんの願いだったのです。

年齢を重ねるにつれ、人間関係はどうしても固定的になってしまいがちです。なんとか、友だちの輪を広げていかれないかと悩んでいたとき、ふと思いついたのが、テレビ番組『笑っていいとも！』でやっていた「友だちの友だちはみな友だち」路線。Oさんのパーティでも、それぞれが友だちを持ち寄り、紹介しあい、「友だちの友だちはみな友だちだ」とばかり、友だちを増やしていこうと考えたのです。

この試みは大成功。いまでは、ここで出会い、新たな友だちと出会った人が次々現れ、みなOさんにとても感謝しているそうです。

「ああ、いいなあ。自分もそんなパーティに参加したいな」と思ったら、あなたが「友だちを持ち寄る会」を開いてみてはいかがでしょうか。

「友だちが天から降ってくることは絶対にない！」ことをキモに銘じ、とにかく自分からアクションを起こすこと。老後の友活の決め手は、一にも二にも、自分から動く姿勢です。

要注意！　こんな話し方の人は「孤独老後」へ一直線

渓流はたえず音を立てるが大海は騒がしくない。

（サキャ・パンディタ）

ある程度の年齢になってからの友活は、若いころの友だちづくりとは少し勝手が違います。

退職後や親世代の介護から解放されて、「さあ、これからは自分らしい人生を楽しもう」と、地域センターや高齢者会館などに出かけていく。そこまではいいのですが、なかなか親しい友だちができない。あるいは、**一言二言話をする相手はできるのですが、それ以上進展しなかったり、なぜか長続きしない**という人は少なくありません。

なぜだろう？　その理由を考えてみたことがありますか。

これまでの人間関係は同級生だったり、同じ会社に勤めていたり、同業者の会合で知り合ったなど、なんらかの共通基盤をもっていたもの。だから、とくに自分をアピールする必要はなく、自然に人間関係を深めていくことができたものです。

シニアの友活はこういきません。とくに地域活動などで出会った人との共通項は、「同じ地域に住んでいる」ことだけ。つまりは〝ご近所さん〟関係からのスタートです。お互いに関する個人情報はゼロに等しいので、初めから一気に親しくなろうとしないで、ゆっくり時間をかけて新しい関係を育てていこうとする姿勢が大事なのです。

人間関係は何回も会っているうちに自然に深まっていくもの。最近の老後は限りなく長くなっています。時間はたっぷりあるのです。焦《あせ》ることなく時間をかけても悠々間に合います。

▼そんなつもりはないのだが……、知らないうちの自慢話

ところが、何回会っても親しくなれないことも少なくない。それどころか気がつくと、話しかけてくれる人も減っていくばかり。初めのうちは活動が終わった後、「お茶でも」と声がかかったのに、気がつくと、誰からも声がかからない……。

そうなってしまう原因は、ほぼ例外なく、自慢話が多いことです。

私も、これまで何度となく、**老後の人間関係には自慢話はタブー**だとお話ししてきました。だから、自慢話は控えることと心得ている人は少なくないはずです。

問題は当人が気づいていない自慢話。つまり、当人はそんなつもりはないのですが、結果的に自慢話になってしまっているケースが少なくないのです。

たとえば、「大学時代、本郷界隈《かいわい》でよく遊んでいましたから」と言ったりすれば、これは暗に「大学は東大です」と自慢しているのと同じです。

誰かが海外旅行の話をうれしそうにしていると、「ああ、私はパリに駐在していたので、オペラ座界隈はよく歩いたものです」と口をはさむ。これでは旅行の土産話をしようとしていた人は鼻白んでしまうでしょう。

ほかにも、「娘の夫が弁護士なので、ちょっと聞いてみましょうか」。当人は親切心からそう言ったのでしょうが、聞きようによっては自慢に聞こえませんか。

自分がこうした話を聞かされる立場だったらどうでしょう。何回か繰り返されると、こういう人を敬して遠ざけるようになってしまうのも無理はないと言いたくなります。

▼ちょっと表現を変えるだけで印象は大きく変わる

親しくなるということは、徐々に個人的な話もするようになっていくことでもあるでしょう。だから、シニアの人間関係では個人的な話をするな、とは言いません。

ものの言いようにちょっと気を使うだけで、同じことを話しても、自慢くささをなくせることを覚えておいてほしいのです。
たとえば、「大学時代」と言わずに「学生時代」と言う。なかには、いろいろな事情で大学に進学できなかった人もいるかもしれないからです。しかし、学生時代なら、誰でも経験してきたことですね。

医者や弁護士などエリートというイメージがある仕事の話をする場合は、「娘の……」とは言わず、「知り合いに弁護士がいますから」と言う。旅行の話なら、せっかくうれしそうに土産話をしようとしているのですから、黙って聞いている……。

要は、**相手の気持ちを斟酌《しんしゃく》できるかどう**

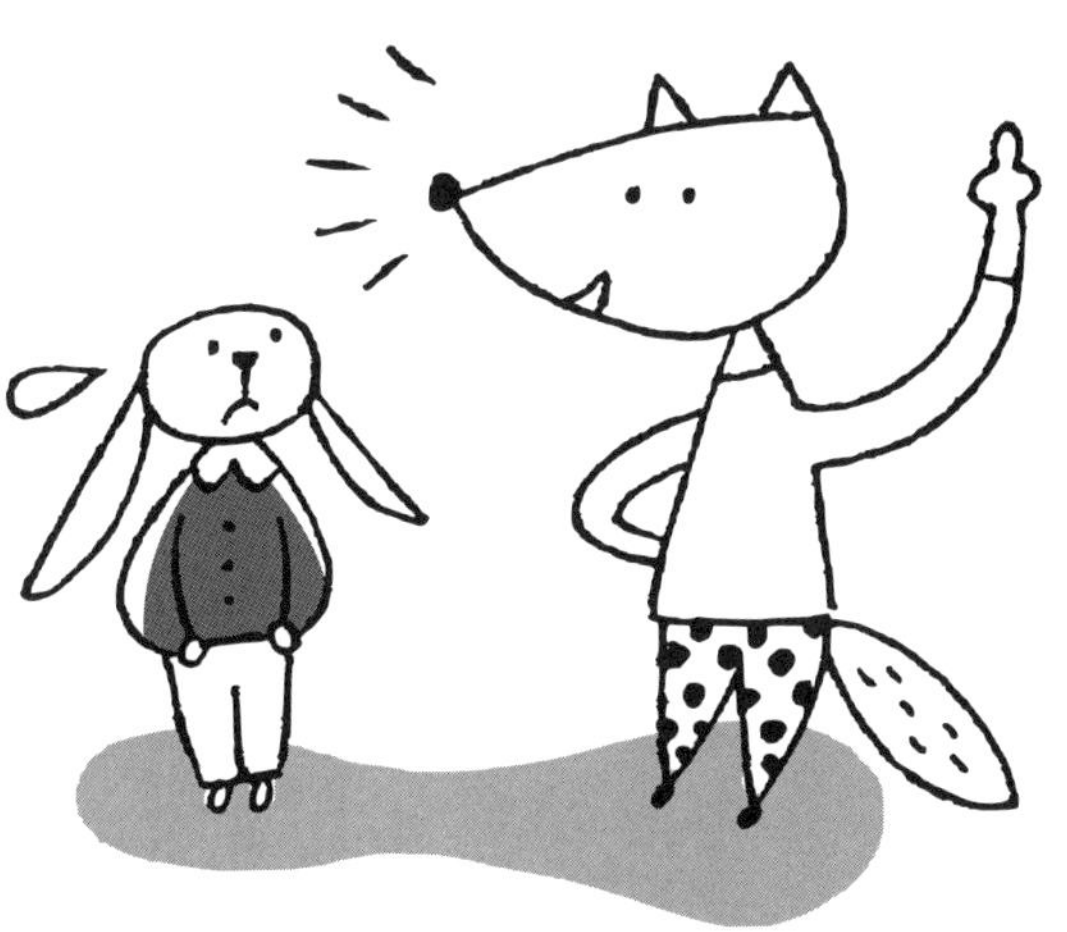

かでしょう。シニアの人間関係に限らず、これは人間関係の基本の「キ」です。シニアの場合は、いっそうそのあたりに気を配るようにしたいものです。

▼過去の経歴をやたらに持ち出さない

これまでの人生の大半を過ごしてきたのですから、元の勤務先にこだわる気持ちはわからないでもありませんが、**リタイア後、これまで勤めていた会社名を口にしたり、社内でのポジションを口にするのはみっともないだけ**だと心得ましょう。

地域のシニア活動で自己紹介するときなども、「私は○○株式会社で人事部長をやっていまして」などと社名やポストを詳しく述べる必要はありません。「これまで薬品メーカーで営業をしており、全国を飛びまわっておりました」などと、仕事の概略がわかる程度の自己紹介のほうが、ずっと感じがいいものです。

サラリーマン時代は、会社のブランドや社内の地位などが自分のアイデンティティだったかもしれません。でも、リタイアとは、よくも悪くも、それらから解放されること。自分を示すものは現在の自分自身だけだと心得ましょう。

正真正銘、お互いの人柄や行動で相手と付き合っていく。これが老後の人間関係なのです。ある意味、とても清々《すがすが》しいし、人間本来の交わり方だとも言え、居心地のよい付き合いになりそうですね。

それだけに、自分自身の中身だけで好感をもってもらえ、信頼もしてもらえるわけです。中年にさしかかったら、会社や仕事をさし引いても十分魅力ある自分育てを始めましょう。

話しやすい人は、「相手が話したことの範囲内」で会話する

君は君、我は我也。されど仲良き。
（武者小路実篤）

「一人暮らしですって。ご主人は？　結婚しなかったの？　それとも亡くなったの？」

せっかく出会ったのだから、早く親しくなって老後を一緒に楽しみたいと思うのでしょうか。こんなふうに質問攻めで、プライバシーにヅカヅカ踏み込んでくる人がいます。相手のことを詳しく知らなければ親しくなれないと思い込んでいるのだとしたら、思い違いもいいところです。

シニア年齢の人なら、誰でも、さまざまな人生経験を重ねてきています。シニアの付き合いはそうしたことは織り込みずみでなくては続きません。

人生は山あり谷あり。何十年も生きてくれば、誰にも、人にこじあけてもらいたくない心の領分があるものです。それを察しながら、**触れ合えるところだけで上手に関係性を築いていく**。もう若いと言えない年齢になったら、そうした賢い付き合い方を

身につけていたいものです。
賢い付き合い方といっても、それほどむずかしくはありません。コツはたった一つ。それも一生懸命、誠意を込めて、ということだけです。**相手の話に耳を傾ける**こと。

上手なコミュニケーションとは、「聞く」が七～八割、「話す」が二～三割だと言われます。これはビジネスでも、友人とでも、恋人同士の会話でも同じ。

偶然出会い、一、二度話しているうちに、なんとなくいい友だちになれそうだと感じる人であればあるほど、相手のことをあれこれ聞き出そうとしないこと。これは絶対に守りましょう。

詮索《せんさく》されればされるほど人は引いていっ

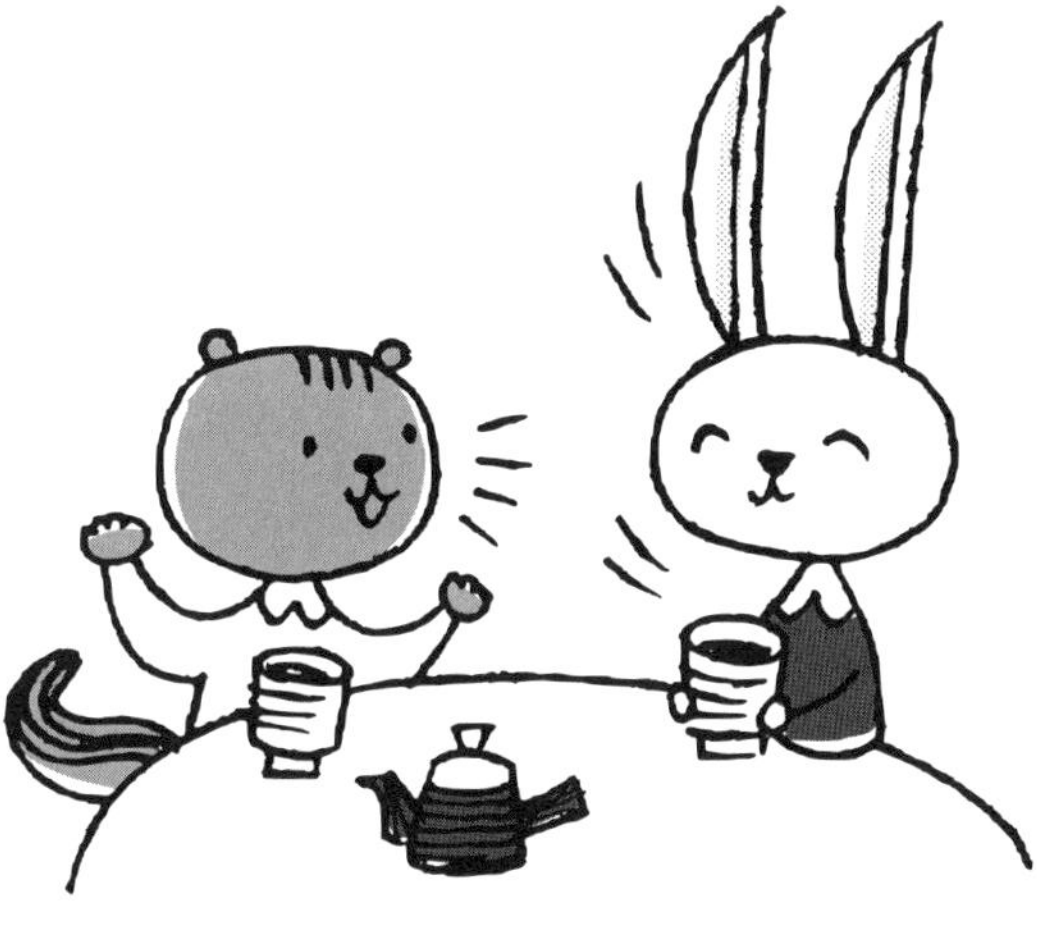

てしまいます。反対に、黙って、でも、にこやかに温かな雰囲気で話を聞いてくれる人には相手から心を開き、自然に近寄ってくるものです。

▼聞きながら、相手を受け入れていく

私は、がんなど重い病気になった患者さんや、その患者さんを見守り、支えていかなければならないご家族などの心のケアに当たっています。

患者さんやご家族はとてもナーバスになっていることも多く、むずかしい対応を求められることも多いのですが、基本は一つ。患者さんの心の訴えを静かに受け止めること。これに尽きると言っても過言ではありません。私もひたすらそう努めています。

そうしていると、相手の心がゆるみ始め、やがて開いて、いろんなことを話し出すようになってきます。

話すのは二〜三割と言いましたが、この二〜三割もこちらからの発言ではなく、**相手が話したことを拾い上げ、繰り返すぐらいがよい**のです。

「それで……?」

「……ということでしたね」

「大変だったのですね」

「よくがんばっていらっしゃいましたね。感心してしまいます」

このような言葉をはさむと、相手はさらに話を続けていくでしょう。こうしているうちに、妙に詮索などしなくても、相手のほうから、胸の奥にしまっていたことを話してくれることもよくあります。

胸にしまっていたことを話すと不思議なくらい心がやわらぎ、聞いてくれた相手に感謝の思いをもつものです。

友活の最高のテクニック、そして最高の結果を得るカギは、「ただ静かに聞いていること」に尽きることを胸に刻んでおきましょう。

夫婦で考える「傷つけあわない関係をつくるために大切なこと」

共に喜ぶのは二倍の喜び、
共に苦しむのは半分の苦しみ。（ドイツのことわざ）

アメリカには、リタイアした夫婦がキャンプ用のトレーラーを車で引いて、テキサスからパナマまで中米を縦断するというようなユニークなツアーがあるそうです。

先日、テレビで放送していたこの種のツアーのドキュメント番組では、参加者二四組。何十年も結婚生活を重ねてきた夫婦もいれば、最近、再婚したという夫婦もあり。七か国通過する間に、観光名所などでは一週間以上滞在したりするので、全行程四〇日間。統率するリーダーはいるものの、車のなかでは夫婦だけです。いつも一緒に行動することが多いアメリカの夫婦でも「四〇日間、二四時間、二人だけ、べったり一緒だったことは結婚以来なかったよ」という感想が口々に聞かれ、夫婦関係を見直す貴重な機会になるそうです。

五〇歳前後になると子どもはそろそろ自立し、人間関係も親より友だちというスタンスを確立していきます。正直、少しさびしいけれど、人間、自立するのは当たり前。喜ぶべきことだと受け止め、**これからは夫や妻、友だちや仲間など、自分なりの人間関係を育てる方向へとスイッチを切り替える**ようにしていきましょう。

子どもが自立して巣立っていくと、残されるのは夫婦二人。お互いの関係がうまくいっていないと、その先の人生はただむなしいものになってしまいます。

四〇日間のツアーというわけにはいかないでしょうが、定年などの節目に夫婦で長めの旅行などゆっくり向き合う機会をつくることをおすすめします。このときはお互いに心を開き、これから先の生き方についてなど、忌憚《きたん》なく話し合うようにしましょう。

▼日常の小さなことの積み重ねがいい夫婦をつくる

それ以前から一緒に買い物に行ったり、家のまわりを散歩するなどで夫婦の会話を増やし、お互いの理解を深めておけば、さらに理想的。夫婦とは、特別なビッグイベントよりも、日常の些事《さじ》の積み重ねがものを言う関係だからです。

わが家でも子どもたちがそれぞれ独立し、気がついたら夫婦二人の暮らし。私は仕事に追われ、途中から大学院に入学したりしたので、どうしても妻はほったらかしになりがちでした。妻は妻で趣味を育て、友だちも多く、いまでは、夫婦それぞれ、自分の世界を充実させてきています。

一見、このままでも大きな問題はないと思うのですが、最近はそれぞれ、**どこかに出かけるときには互いにひと声かける**ように努めています。

「あなた、私、ちょっと買い物に行きますけど、一緒に行きます?」とか、「今日は天気がいいから、ちょっと散歩に行こうかな。一緒にどう?」というように。

特別なことはなにもない。でも、ふだん着の行動を共にする日々の積み重ねによって、夫婦はさらにしっかりと結ばれていくものだと思うからです。

買い物や散歩など、ふだんの行動範囲を夫婦一緒に歩いているうちに、「お茶でも飲もうか」とカフェに立ち寄ったり、散歩の道でおしゃれな店を見つけ、昼時、あらためてランチに出かけてみたり。そんな機会が増えて、気がつくと、共通の話題がどんどん増えてきています。

底の底ではお互い信頼しあい、深く結ばれているけれど、いつもべったりではない。でも、ときどきスーッと近寄っていく。老後の夫婦関係はこんな形が理想ではないかと、私は考えています。

「幸せホルモン」が分泌！ ハグ、タッチは驚くほど体にいい

抱擁は完璧な贈り物である。
（ローラ・チャイルズ）

単身赴任や遠距離恋愛の経験者ならば、LINEやメールよりも、実際に会ってハグしたり、ハイタッチするほうが何万倍もうれしいことは身にしみて知っているでしょう。この不思議な現象の陰で働いているのがオキシトシンという物質です。

オキシトシンは一九〇六年、イギリスの脳科学者デールが発見した脳内ホルモンです。デールは、出産時に女性が驚くほどのパワーを発揮するのは、脳内にオキシトシンが大量に分泌され、これが血中に送り出されてパワー源になるという事実を突き止めたのです。

その後、オキシトシンの研究が進むにつれて、オキシトシンは、

- **心臓の機能を高める**
- **感染症を防ぐ**

・**疲れの回復力をアップする**

など、身体の健康を守るうえでも大きな働きをもつことが解明されていきました。

精神的にも、

・**ストレスをやわらげ、心をいやす**

・**不安や恐怖心を鎮める**

・**意欲を高め、記憶力を高める**

など、素晴らしい効果を発揮します。

しかし、オキシトシンが注目されているのは、なんといっても、

・**他者への信頼、感謝の思いを高める**

・**人と関わりたいという気持ちが強くなる**

・**幸せな気分になる**

というような、幸福感を高める働きをもっていることからです。

オキシトシンが別名「幸せホルモン」と呼ばれるのも納得ですね。このように、心と体の健康を保つオールラウンドの働きをするところから、オキシトシンは「スーパーホルモン」と呼ばれることもあります。

▼一〇〇回メールを送るより、ハグを一回する

最近、このオキシトシンの分泌量が減少傾向にあることが指摘されています。つまり、人の幸福感が落ちてきていることになるわけで、かなり気になりますね。

残念ながら、これを食べればオキシトシンが増えるというものはありません。オキシトシンは**基本的には男女間の愛情、お互いの信頼、スキンシップなどに深く関係したホルモン**で、人でも動物でもお互いになでたり、抱き合うなどのボディタッチ刺激や愛する人を見つめるなど、幸福感にあふれる刺激によって分泌が促されるのです。

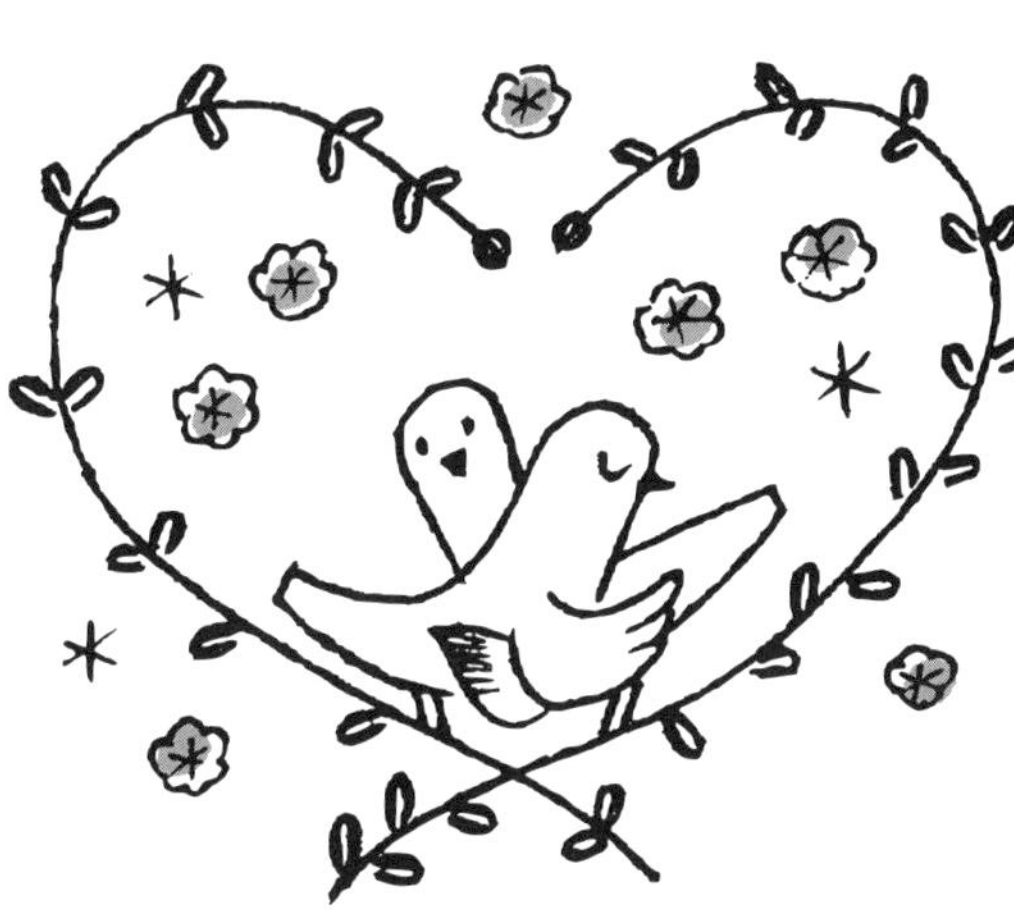

ラットを使った実験でも、実験者が指先でラットを軽くたたくとオキシトシンを盛んに分泌することが確認されています。

二一世紀に入ったころから、IT技術の進歩によって、実際に顔を合わせたり、触れ合うことなしのコミュニケーション手段が急速に発達してきました。一見、コミュニケーションが盛んになり、それまで以上に人と人との対話や交流が盛んになってきたように思えます。

しかし、これでは本当の幸福感は味わえません。メールやLINEではダメとは言いませんが、本当に幸せを感じたいなら、できるだけしばしば実際に顔を合わせ、ハグしたり、ボディタッチするなど、リアルな触れ合いを増やす必要があることを知ってほしいのです。

結婚生活が長くなると、「妻（夫）と最後にキスをしたのはいつだったかな」と思っても、すぐに思い出せない人も少なくないでしょう。欧米では、夫婦や家族は毎朝毎晩、キスはあいさつ代わり。友だちと会ったときもキスやハグは当たり前など、スキンシップを盛んにします。こうした習慣を日本でももっと取り入れたいものです。

「でも、私は一人暮らしだからなあ」と言う人には、耳寄りな朗報があります。筑波大学の研究により、「**飼い主とイヌが触れ合うときにもオキシトシンが分泌される**」ことが明らかになったのです。もちろんネコでもＯＫ。

自分で飼っていなくても、近所のイヌやネコと仲よくなって、頭や背中をなでたり、じゃれあったりすれば、オキシトシン問題は解決できます。

愛するものには触れたくなるもの。オキシトシンはなにかを愛する気持ちから生まれるホルモンだと言えるかもしれません。

結婚に〝年齢制限〟はありません！「シニア婚活」をぜひ

結婚したまえ、君は後悔するだろう。
結婚しないでいたまえ、君は後悔するだろう。（キルケゴール）

「先生、ご報告が遅れましたけど、実は私、結婚しました！」

ナースやドクターなど、まわりに若いスタッフがたくさんいる職場です。こうした報告を受けることは珍しくないのですが、ここのところ立て続けに、六〇代前後の女性からこう報告されて、正直なところ、ちょっと驚いています。

新たなパートナーを見つける中高年が増えているのは、寿命が延びて、六〇歳、七〇歳前後で配偶者に先立たれたとしても、残りの人生は十数年～二〇年もあり、**余生と言うには長すぎるこの年月を、一人で過ごすのはあまりにさびしい**と感じるからでしょう。

食事をするのも、映画を観るのも、散歩をするのも、一人よりも二人のほうが二倍楽しいでしょう。「体調を崩したり病気になったときのことを考えると、この先もずっと一人は心細い」という気持ちもわかるような気がします。

五〇代ぐらいまでシングルライフを貫いてきた人も、老いの陰りを感じるころになると心境が大きく変わるのか、その年代から結婚に踏み切る人も急増中です。

二〇一二年の国立社会保障・人口問題研究所の調査によれば、**一人暮らしの高齢男性のうち六人に一人は、「二週間で一度も会話をしない」**というのです。また、内閣府が二〇〇九年に行った調査では、「ほとんど毎日のように外出する人」は半数以下。四人に一人は「頼れる人がいない」状態であることが明らかになっています。

ネットを開くと、「シニア婚活」「シニアの出会いの場」など、シニア婚を後押しするサイトは花盛り。それだけ多くのシニアが結婚したいと思っていることを示していると言えるでしょう。

私はもともと、恋や結婚に「適齢期」や「定年」など、年齢制限はないと考えています。だから、シニアになっても恋をし、結婚する人が増えるのは大賛成。

いい出会いがあったら、こうした状況から抜け出す絶好のチャンスです。「いい年をしていまさら」などと言わないで、気持ちが動いたら、誰に遠慮することもありません。素直に一緒になればいい、と思いませんか。

▼「多くを求めすぎない」がお互いのため

若いときの熱情に突き動かされたような結婚と違い、熟年からの恋や結婚では、それぞれ、すでに自分流のライフスタイルができあがっています。それをしっかり認識していないと相手の存在を受け入れられず、些細《ささい》なことで衝突して、ついにはせっかくの新しい関係を解消してしまうことにもなりかねません。

いつもべったり一緒にいないと不安だというような感覚ではなく、**基本は一人と一人。でも、一緒に生きていく**。そんなバランス感覚をもった大人のパートナーシップの確立をめざすと、うまくいくのではないでしょうか。

たとえば、休日もときにはそれぞれ好きに過ごすことがあるとか、双方の親戚と無理に付き合おうとしないというように、若いときの結婚生活とは異なるパターンでいいと考える大らかな発想をもつことも必要かもしれません。

お互いに、あるいはどちらかに子どもがいる場合は、さらに配慮が求められます。相続問題などがからむと、面倒なことが起こる可能性もあるでしょう。実の兄弟姉妹でも相続問題でもめることが多いのですから、シニアの親が再婚すると言い出せば、

「相続はどうなるのか？」と気になるのは当然です。

シニア年齢であれば、子どもたちもそろそろ中年に達する年代でしょう。**子どもの側にも、親の新しい生き方を受け入れる大きな心が求められる**と言うこともできるでしょう。

知り合いの女性は、七〇代の父親が二〇歳ほど若い相手と再婚したとき、「気になっていた父親の老後の面倒を見てくれる人が現れた」と割り切って、気持ちにケリをつけたそうです。

また、別の知人は再婚に際して、財産を子どもたちに生前贈与し、万一の場合に再婚した奥さんには遺族年金と自宅を残すという法的書類を作成して、子どもたち、奥さんの双方に納得してもらったとか。それなりの対処法はいくらでもあるものです。

なによりも二人の気持ちを大事に進めること。場合によっては、入籍にこだわらず、事実婚を選ぶのも賢いやり方と言えるかもしれません。

孫に与えすぎる「いいじいじ、いいばあば」になってはいけない

叱って子どもを育てるのが親の役目ですから、嫌われて当たり前。（阿川佐和子）

「昨日、久しぶりに孫がやってきたので小遣いをやったら、『また、お金か』と言われちゃったよ」

同僚がニコニコしてそう言います。この人はふだんも、お孫さんが試験でいい点を取ると、その都度、ごほうびのお金も振り込んでいるのだとか。お孫さんは試験の結果を写真に撮り、スマホで送ってくるわけですが、それを見て、彼は相好《そうごう》を崩し、せっせとお金を送っています。この同僚、孫に甘いところを除けば、学識も知性も豊かな大変立派な人なのですが、孫にだけはデレデレ。

ここまで甘くはないものの、似たり寄ったりの祖父母は少なくないでしょう。

いまの子どもはふんだんにモノを与えられて育ってきており、昔の子どものように、お菓子や文房具などを与えたくらいでは喜んでくれません。そこで、ついついお金を

取り出すことになってしまうのでしょう。それも決して小さな金額ではない……。

その結果、祖父母は「お金をくれる人」と思い込んでいる子どもも珍しくないようです。これでは、じいじ・ばあばはATMと同じではありませんか。

本当に孫がかわいいならば、**「愛情表現をお金という形ですることは絶対に避けるようにしなければいけない」**とキモに銘じましょう。

別の知人は、孫にお金をあげるのはお年玉だけと決めているそうです。誕生日などは、孫の希望のものをあげるか、図書カードなどを送っているとか。

ゲーム機やゲームソフトなど、最近の孫

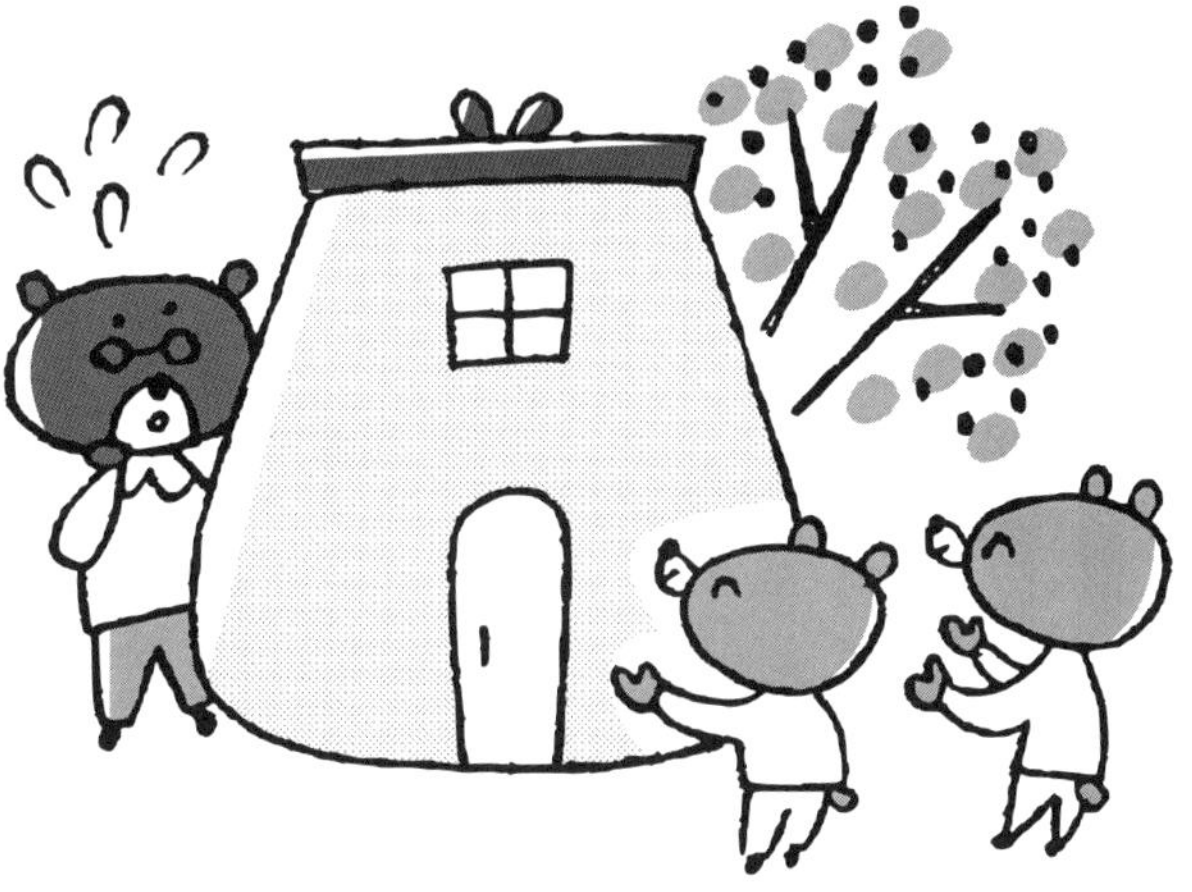

が欲しがるものはゼロが四つもつくような高価なものも少なくありません。そうなると、親はそう簡単に買い与えられない。そこで、じいじ・ばあばにねだることになるのでしょう。

「高価なものでも、じいじ・ばあばに言えば簡単に手に入る」と、味をしめてしまった孫はどんな人間になるでしょうか。想像してみてください。**お金は一生懸命働いて手に入れるものだということを学ばないまま、成長してしまう**のです。

それでもまだ、孫にお金を与え続けますか。いくら「じいじ、大好き」と言ってもらえたとしても、〝お金で買った愛情〟は本物とは言えないことに気づきましょう。

▼孫へのいちばんの贈り物

最近、父親を亡くした同僚がこんな話をしていました。

葬儀のとき、彼の子ども、つまり、亡くなった父親からすれば孫にあたる息子がこんなことを話したそうです。

「ぼく、おじいちゃんのうちに行くのが大好きだったんだ。おじいちゃんはよく、『大きなお風呂に行くか?』と言って、銭湯に連れて行ってくれたんだ」

息子さんは、祖父と体を洗いっこした話、帰りに必ずコーヒー牛乳を買ってくれた話などを懐かしそうに語り続けたといいます。

彼の父親は普通のサラリーマンでしたが、手先が器用で、簡単な小物家具程度ならすぐに作ってしまう、いまふうに言えばＤＩＹの達人だったそうです。その腕を生かして、孫におもちゃ箱とか小机などをよく手作りしてくれたのだとか。それを孫にも手伝わせ、一緒にトンカチを使ったり、ペンキを塗ったり……。

息子さんにとっては、そんなことも忘れられない思い出になっているそうです。

孫に与えたいものは、お金よりもこういう思い出です。私の娘もおばあちゃんとお手玉をしたり、あやとりを教えてもらったことをいまでもときどき懐かしんでいます。

▼あえて、叱り役を引き受ける

甘いのは祖父母だけではなく、最近は親もろくろく叱らないことが多いですね。

でも、子どもは本来、未成熟、未完成なもの。大人の役割は、子どものいたらないところは教え諭《さと》し、その教えを守らなかったら叱ること。親も祖父母もこうして、子どもを一人前の大人に育てていったものです。

昔は孫と同居する家が多く、祖父母が孫のお守りや遊び相手を引き受けるのが当たり前。お守りをしているときに孫が悪いことをすれば、当然、厳しく叱りました。親が叱らないなら、祖父母が叱り役を買って出るのもいいのではありませんか。

ただし、怒ると叱るはまったく違うことをわきまえておく必要があります。

「怒る」は自分の感情を爆発させてしまうことで、子どもは耳をふさぐだけでしょう。一方の「叱る」は、なぜ悪いことなのかを諄々《じゅんじゅん》と諭し、孫の心に届くように話し聞かせることです。

孫の年齢に応じて言葉や態度を使い分ければ、孫はちゃんと自分の非を理解するはずです。

超高齢者と高齢者の親子関係、これだけは知っておく

君が君の両親を取り扱うように、
やがて君の子どもは君を取り扱う。（ターレス）

超長寿時代。最近は、自分がリタイア年齢になっても、親が健在だという人が増えています。そのうち、親と同居しているのは半数程度。都市部ではもう少し、割合が低いのではないでしょうか。

高齢の親でも子ども世帯とは同居しないで、親は親、子どもは子どもという暮らしは、親が元気な間はある意味理想的と言えるかもしれません。

ところが、誰でも必ず老いていきます。老いれば体力が衰え、しだいに自立した生活が厳しくなってきてしまう。当たり前の推移ですね。

やがて、親を引き取って同居しようという話になっていくようですが、こんなとき、子どもの思いどおりに進めようと、かなり強引に話をしてはいないでしょうか。

「もう一人暮らしは無理だよ。ここを引き払って同居するからね。K子も承知してく

れているんだ。いまどき、そんなヨメはめったにいないよ」

などと親の考えを聞こうともせず、一方的に決めつけたりしていませんか。

「まだ、ここで一人暮らしを続けるなんて言っているの。だったら、好きにしたら。そのかわり、今後なにかあっても、私はもう知らないからね」とか。

はっきり言って、こういうケースでは、**ほぼ一〇〇%子どもが悪い！** いくつになっても、人には意思もあれば、どう生きていきたいかを選択する権利もあるのです。それを踏まえて、今後を考えるとき、必ず、親の考えに十分耳を傾ける配慮を欠いてはいけません。

老いた親は子どもよりずっと弱い立場です。強いほうが弱いほうに上から目線で接するのは卑怯《ひきょう》だし、残酷とも言えるでしょう。

どんな場合も一方的に子ども側の考えを押しつけないこと。親の考えをじっくり聞いてみたところ、必ずしも同居を希望しているわけではなく、むしろ、老人施設に入りたいと思っていたという場合もあるでしょう。

親の思いを聞き出し、その思いに応じてサポートできる部分をサポートする。老親への対応はそれがベストという時代になっているのかもしれません。

▼感情的に向き合うのではなく、理性的に進めていく

私は数年前から、仏教を学んでいます。一般に、「慈悲《じひ》」という言葉などから、仏教はやさしい思いやりの宗教だという印象があるかもしれません。実際は、仏教は理性の宗教で、そのときどきの状況を理性で受け止め、問題がある場合は、「理性を働かせて解決を図っていくように」と教えています。

人間はもともと感情の生き物です。その感情に振りまわされるから、高齢の親に対してつれなく当たったり、心ない物言いをしたりすることになってしまうのです。

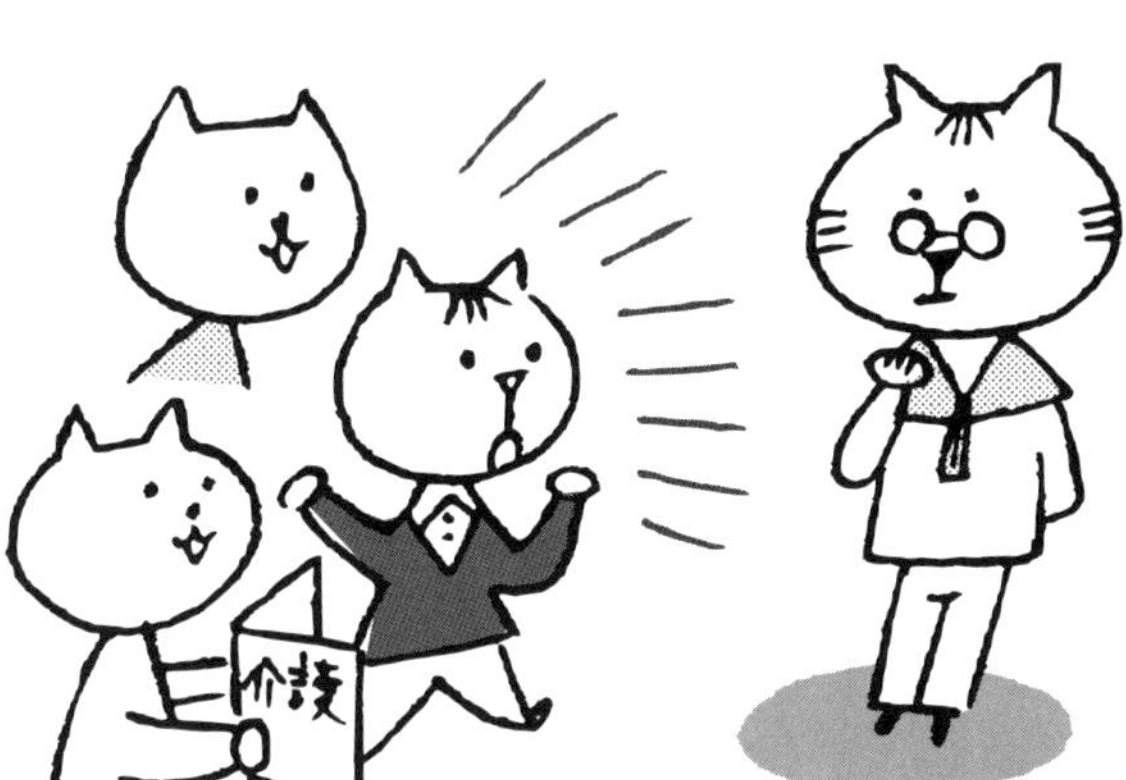

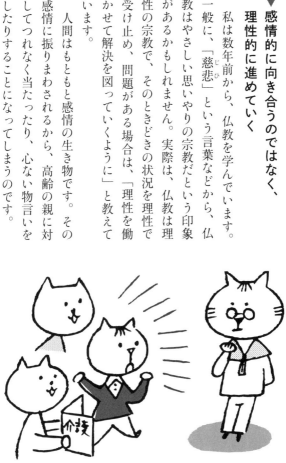

つれない言い方も、根底にあるのは親への愛情です。でも、本当に親を思うなら、子どもの考えだけで物事を進めるのは横暴でしかありません。

仏教的に言えば、親の思いや言い分を客観的に受け止め、どうしたら親にとっていちばんいい解決法になるのかを理性的に考えていくようにすべきです。

親が「一人でいたい」と言うなら、地域の組織と連絡を取って、必要な態勢を組んでもらう。デイサービスを利用できるように計らうなどすればよいでしょう。親が「やっぱり、そろそろお前のところで世話になろうか」と言い出したら、その気持ちを受け止め、同居する場合の態勢を整えていくようにします。

理性的に進めるというのは、このように問題を整理して、必要なことを淡々とこなしていく姿勢を言います。こうすれば、高齢の親にイライラしたり、親が介護になったら、などといたずらに不安がることもなくなるでしょう。

▼介護を通して、親は老い方を教えてくれる

シニア年代のなかには親の介護をしている人もいるでしょう。淡々と受け入れようとしても介護は重い負担ですし、シニア期、最大のストレス源かもしれません。

でも、介護が必要になったら、誰かが引き受けなければなりません。いったん引き受けることになったら、はっきり言えば、親が亡くなるまで、その重い負担から逃げ出すことはできません。

そんな場合は、介護も自分の人生にとって意味ある体験だという思いをもつようにすると、ずいぶん気持ちが違ってきます。介護は重い、つらいという発想から、「介護経験からも得るものがあるはず」と考え方を切り替えるのです。

昨年、八〇代、要介護5の父親を自宅で見送ったある編集者は、**問題には客観的に対応する、精神的に追い込まれそうになったときは介護体験のよい面を数えあげる**という方法で、長い介護生活を乗り切ったといいます。

たとえば、かなりの経済的負担を覚悟のうえで、会社のすぐ近くに引っ越したこともその一つ。昼休みなどちょっとした時間に自宅と会社を行き来し、父親の様子を見に行くことができたそうです。

アラフィフ、独身。書籍編集部部長という責任ある仕事。仕事と介護の両立はどんなに大変だったことでしょう。この間、彼女を支えたのは、仕事で知り合った高齢者問題の専門家の「親はありがたい存在だ。いつでも子どもの先にいて、この先の人生を示してくれる」という言葉だったとか。

介護は、老いゆく親を通して、人の老いの真実の姿を直視する経験です。実際、この編集者は介護を通して自分の老いについて真剣に考えるようになったそうです。

「いわば『老いの予行練習』。介護はむしろ貴重な経験で、いまでは父にとても感謝しています」と言い切る彼女からは、これから迎える自らの老いに対する潔い覚悟と同時に、だからこそ、いまをちゃんと生きていこうとする前向きの姿勢が感じられます。

人生の後半は、「ありがとうの達人」になる努力を

生きているということは　誰かに借りをつくること。
生きてゆくということは　その借りを返してゆくこと。（永六輔）

ちょっとテレくさいのですが、私はときどき、妻に「Ｔｈａｎｋ ｙｏｕ」カードを贈っています。なにかにつけて「ありがとう」と言うようにしていますが、**ふだん以上に「ありがたいなあ」と思うことがあると、カードを贈る**のです。

勤務先近くの銀座をぶらつくときなどに文具店のカード売り場に足を向け、妻が好きそうな絵柄のものを買っておき、タイミングを見計らって渡す。それだけのことなのですが、「あら、ステキ！　こういう絵、私、大好きだわ」と、妻は素直に喜んでくれます。

中年を過ぎると、結婚生活にも年季が入ってくるころ。ときどき、こんな演出をすると、ダレがちな夫婦関係をリフレッシュすることができるのではないでしょうか。

私がこんなことを思いついたのは、数年前、天皇・皇后両陛下が金婚式を迎えられ

たとき、テレビで会見を拝見したことがきっかけです。この席でコメントを述べられた後、記者団から「今回はお互いに何賞を贈られるのですか?」と尋ねられ、天皇陛下は「このたびは(皇后に)感謝状を」とおっしゃったのです。

「このたびは……」というのは、二五年前の銀婚式のとき、天皇陛下は皇后陛下に「努力賞を贈る」とおっしゃったのを踏まえてのこと。一方、皇后陛下から天皇陛下には、銀婚式も金婚式のときも、心を込めて「感謝状」。そして、天皇陛下はコメントの最後も「結婚五〇年を本当に感謝の気持ちで迎えます」と締めくくられました。

大変、僭越《せんえつ》ですが、銀婚式のときは「努力賞」であったものが、金婚式では「感謝状」に変わっていったということから、お二人のご結婚が年々成熟度を増し、さらに素晴らしいものになっていることが窺《うかが》われます。

私も「そうありたい」と願い、感謝状の代わりにカードを贈っているわけです。

▼「ありがとう」をことあるごとに口にする

最高の人間関係とは、このようにしだいに深め、絆《きずな》を固くし、最終的にはもともと一体であったかのようになっていく。そんな関係ではないかと思っています。

この結合を高めていくのが、お互いへの感謝です。

考えてみれば、夫婦ほど不思議な関係はありません。地球上の何十億の男女から一人を選び、生涯を共にするのです。元は赤の他人だったのに、親よりも、我が子よりも離れがたい存在になっていく。考えれば考えるほど、お互い、得がたくありがたい存在です。

そこにいてくれるだけで、心から「ありがとう」と言いたいくらいでは？　そう思ったら、その都度、ちゃんと言葉に出して「ありがとう」と伝えましょう。

夫婦だけではありません。同僚、友だち、ご近所は言うまでもなく、時間指定どおりに配達してくれる宅配便の配達員、新聞配達員、マンションの管理人、ゴミの収集に回ってきてくれる人……。**私たちの日々の暮らしは、数えきれないほどたくさんの人に支えられているのです。**「ありがたいな」。そう思ったら、その気持ちをちゃんと口に出すことです。

「ありがとう」の一言で、相手も、そして口に出した自分の心も潤《うるお》って、一瞬にせよ、じんわり幸せになれます。

「ありがとう」はまさに万能、そして偉大な力をもつ言葉です。

第5章

今日から実践！ 機嫌よく暮らすにはコツがある

たった一度の人生、ストレスをためない心構え

やりたいこと、やりたくないこと、実は同じことの表と裏

ほほえめば友だちができる。
しかめっ面をすればしわができる。（ジョージ・エリオット）

やりたくないことを避けて、やりたいことだけをやって生きていく。そんな生き方ができたら最高だなぁ、と夢見ている人もあるでしょう。

でも、それはあり得ない話。「それができれば苦労はしませんよ」という反論も聞こえてきそうです。

仕事も家事も親戚付き合いも、面倒くさい、わずらわしいと思えば、たしかにその通り。「でも、やらないわけにはいかないし」と憂鬱《ゆううつ》な気分を引きずってなんとかやりこなしてきたという人も少なくないかもしれません。

でも、やりたいこともやりたくないことも実は同じこと。視点を変えるだけで、やりたくないことがやりたいに変わる、そんな秘訣があるのです。

私はふだん、むずかしい病気や重い病気になった人と向き合う仕事をしています。「さぞ、精神的に疲れるでしょう」と言われることもありますが、実は反対。病気に

なった人から元気や勇気をもらうことのほうが多いくらいです。

ある患者さんの例です。その人は肺がんでつらい検査や手術、長い入院を経験し、仕事への復帰まであと一息というところまでこぎつけたところで、ある日、こんなことを言い出しました。

「先生、病気って素晴らしい体験ですね。私、病気からいろんな贈り物をもらいました」

詳しく話を伺うと、病気になる前は、自分の人生は仕事漬けで忙しいばかり。職場の人間関係のわずらわしさなども憂鬱でたまらない。仕事をしなくても生活できる人が羨《うらや》ましくてたまらなかったそうです。

ところが、病気のために仕事を休んでいると、いやだったはずの仕事のことばかりが頭に浮かんで、一日も早く仕事に復帰したいという思いでいっぱいだったと言うのです。職場の仲間がお見舞いに来てくれたときには、思わず涙がにじんだそうです。

この人の話からも、**人生でやりたいこともやりたくないことも実は違いはない、両者を分けているのは自分の受け止め方**なのだということが伝わってきます。

「病気をしてから、どんなこともありがたく身にしみます」

という言葉を聞いて、私も病気にも大きな意義があることを教えられた思いでした。

人生に起こることに良いも悪いもありません。いやだとか、やりたくないと思うのは自分の心しだいなのです。

▼「ああ、うれしい」「ああ、よかった」を第一声にする

物事は、いやだと思えばどんどんいやになっていきます。これはもう、法則だと言っていいくらいです。

精神科医としても、著作者としても尊敬する大先輩の斎藤茂太《さいとうしげた》さんは、いつもニコニコやさしい笑顔が絶えず、苦労などなさったことがないと思っていました。ところが実際はそうでもなかったようで、戦争やバブル経済の崩壊など時代の波に洗われ、大きな借金を抱えたこともあるなど、むしろ苦労続きだったとご著書に書いておられます。

でも、いつも上機嫌を保っていらした。その秘訣は、**なにか行動するときの第一声を「絶対にポジティブに」**と決めていらしたからだそうです。

立派な病院をお建てになったのですから当然ですが、大きな借金があったそうです

が、毎月、銀行の返済日がくると、「ありがたいねぇ。また一か月、がんばろうという気になるよ」が口癖だったとか。

たまに奥様の料理が口に合わないときなども、口に入れたらまず「うまい！」と言ってしまうのだとも書いておられます。塩気が足りない場合でも、「うまい！」と言った後に、「もう少し塩が利いていると、もっとうまかったかな」という、これならお互い、腹が立ちません。

たくさんのご著書のなかで、第一声を明るいものにする効用について何度も触れておられます。第一声を明るいものといっても、必ずしも口に出さなくてもいいのです。

頭のなかで明るい言葉を思い浮かべ、それ

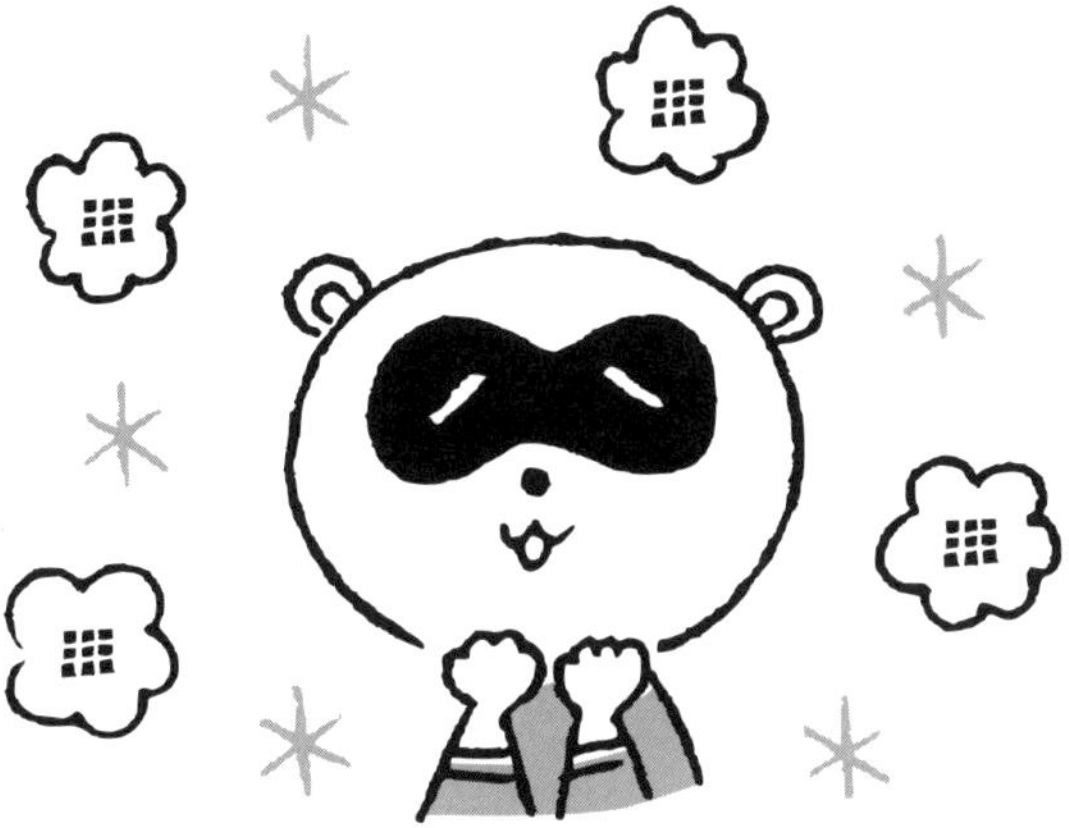

を頭のなかで言ってみる。こう努めていると、なにが起こっても、どんな人に出会っても、「いいこと」からアプローチしていく習慣が自然に身についていきます。

「ああ、いやだ」と思うその前に、視点を一八〇度変えてみるのも一つの方法です。どんなものにも必ずいい面、いい要素はあるもの。それを素早く見つければ、「ああ、よかった」はちゃんと本音になるわけです。

年齢を重ね、人生経験を重ねて、自然にそんなふうに考えることができるようになっていく。それが人として成熟していくということではないでしょうか。

いつも本心本音で行動するほうが、やっぱりラクに生きられる

ウソつきの名人でないならば、
真実を語るのが常に最良策だ。（ジェローム）

「いやな上司の顔色を窺《うかが》わなければならないし、プライベートでもまわりの人に気を使ってばかり。生きるって、ストレスの連続だな」と思っている人もいるでしょう。

もちろん、時と場合によりますが、あなたがストレスを感じるような関係性は、実は相手にもストレスを感じさせるものなのだと考えたことがありますか。

ある大手企業の管理職になった知人がいますが、彼いわく。

「けっこう言いたいことを言ってくるヤツのほうが、結果的に長い付き合いになるものだよな。こっちも気を許せるから、人間関係にウソがなくなるんだ」

ましてプライベートな関係では、お互いに取りつくろったり、自分を抑えて相手を立てるばかりでは疲れるだけでなく、信頼関係も築きにくいもの。やりたいことは「あ、私もそうしたいわ」と言い、やりたくないことは「今日はその気分じゃないの」

と素直に言う。そのほうが、ずっとすっきりした人間関係になるものです。

とはいえ、ありのままの自分をさらけ出すにはかなり勇気が必要です。誰でも多かれ少なかれ、相手に気に入られたいという気持ちがありますから、ちょっとした受け答えにも本音を抑え、相手が気に入るだろうと思う答えを返したりするからです。

でも、そういう心理は相手に伝わってしまいます。そして、自分に気を使ってくれたのだとわかっても、**本音を隠したリアクションはどこか白けてしまうもの。**

その結果、お互いにどこか信頼しきれない関係になってしまい、余計なストレス源になりかねません。

できるかぎり、ウソのない、ありのままの自分を出すようにしてみませんか。そのほうが、かえって人間関係はスムーズにいくようになるでしょう。ストレスも大きく軽減するはずです。

▼本当のことを言うときは笑いでシュガーコーティング

綾小路《あやのこうじ》きみまろさんをご存じですね。「中高年のアイドル」と言われる漫談家で、とくに団塊年代層の〝元お嬢さん〟に大人気だそうです。この〝元お嬢さん〟もきみまろさん独自の言葉で、中高年の女性を指しているのは周知のこと。

テレビで拝見するかぎり、きみまろさんは不思議なキャラクターの持ち主で、言いたい放題なのに、聞いている人はお腹をかかえて笑いころげて喜んでいます。

「美人薄命と言います。きっと皆さまは長生きされるでしょう」とか、「美しい方々ばかりです。首から下が」「そこで笑っている奥様。きれいだったんでしょう、昔は。いまは面影ないですけど」などなど。

文字にすると、「なんとまあひどいことを」と感じるかもしれませんが、この漫談を聞きたくてどの会場も満杯になるのです。だって本当のことですから。

なんでもズバズバ言えばいいというわけではありませんが、これは**通りいっぺんのお愛想よりも、本音のほうがずっと相手の心に届く**という証《あかし》と言えないでしょうか。

もちろん、きみまろさんの類《たぐい》まれな話芸テクニック、とりわけ笑いを誘う抜群の切り込み方など、誰でも容易に真似できるものではないでしょう。

でも、そう努めることは誰にでもできるはずです。本音で語るときほど、笑いのセンスでシュガーコーティングすることも忘れないようにしてください。

「あとはなるようにしかならない」と言い切れる人になる

人間の一生というのは、
だいたい八勝七敗か七勝八敗である。（嵐山光三郎）

ストレスは諸悪の根源のように悪者扱いされていますが、実は生体防御反応の一つ。たとえば外敵に襲われるというようなストレスフルなことが起こると、戦うとか逃げ出すとか、瞬時に圧倒的なパワーを出さなければなりません。これが防御反応です。

適度な緊張感などほどよいストレスは生き物を元気にパワフルにし、外敵に打ち勝つ力を出してくれるといういい面もあるのです。

ところが、ストレスが過剰だったり、ストレス状態が長く続くと、パワフルに働けという指令を出す**コルチゾールという脳内ホルモンが分泌し続ける状態**になります。すると、海馬や前頭葉のほか、さまざまな部位で細胞が死滅するなど、生体に悪影響が出てきてしまうのです。これが、ストレスが病気や不具合をもたらす仕組みです。

ストレスは動物に備わった生体反応ですが、とりわけ人の場合、ストレスに悩まされることが多く、現代では、ほとんどの病気の発生にストレスが関わっていると言われているくらいです。

本来、生体反応であるストレスなのに、なぜ、人の場合はさまざまな病気を引き起こす原因になってしまうのでしょうか。

▼シマウマに胃潰瘍がない理由

『なぜシマウマは胃潰瘍《いかいよう》にならないか——ストレスと上手につきあう方法』（サポルスキー著／シュプリンガー・フェアラーク東京）には、なぜ、人はストレスによって健康を害してしまうのかがわかりやすく書かれています。

シマウマはしばしばライオンの餌食《えじき》になることがあります。しかし、満腹になるとライオンは、それ以上襲撃することはなく、草原でのんびりと過ごします。

ライオンが襲ってきたときシマウマは強烈なストレスに襲われ、防御態勢を取りますが、襲撃が終わると、元のようにのどかな状態で過ごすことができるのです。

つまり、シマウマなどの動物の場合、コルチゾールは一時的に放出されるだけで、ふだんはあまり分泌されません。だからシマウマは胃潰瘍にはならないというわけ。

一方、人間は一度襲われると、いや、一度も襲われたことがない場合でも、いつ何時、襲われるかもしれないと気に病むのですね。それどころか、地震が来たらどうしようとか、まだ老いてもいないうちから老後のことを不安に思うなど、次々ストレスを作り出しています。

これではコルチゾールは出っぱなし。前にお話ししたように、**過剰なコルチゾールは細胞を傷つけてしまうので、心身にマイナス作用が出てしまう**のです。

では、どうすればいいのでしょうか。

答えは「シマウマのように生きること」です。事故や災害、病気などはいくら心配しても、**なるときにはなってしまうもの**。ふだんはできるだけ、そんなことは気にしないで淡々と生きていけばいいのです。

心配事が起こってしまったら、できることをできるだけすればいい。というより、それ以上のことはできません。

そのときどきの最善を尽くし、「あとはなるようにしかならない」、それが当たり前だと受け入れて淡々と生きていく。生きることはその連続です。

実は、仏教で教える生き方もシマウマの生き方に通じます。

曹洞宗の開祖・道元は「無常迅速」という言葉を遺しています。ものごとは常に変わりゆき、時は絶えず過ぎていくということを忘れずに、人は刹那（瞬間、瞬間）を生きていくべし、というのです。

シニアになれば一生の残り時間もおよそわかってきます。つらいこと、悲しいことがあってもそこに止まらず、思いを前へ前へと進めていく。

こうして、自分のいまを大事にして生きていくようにする。これがよい人生を生きる秘訣だということです。

私もできるだけそうありたいと、さらに仏教修行に励んでいます。

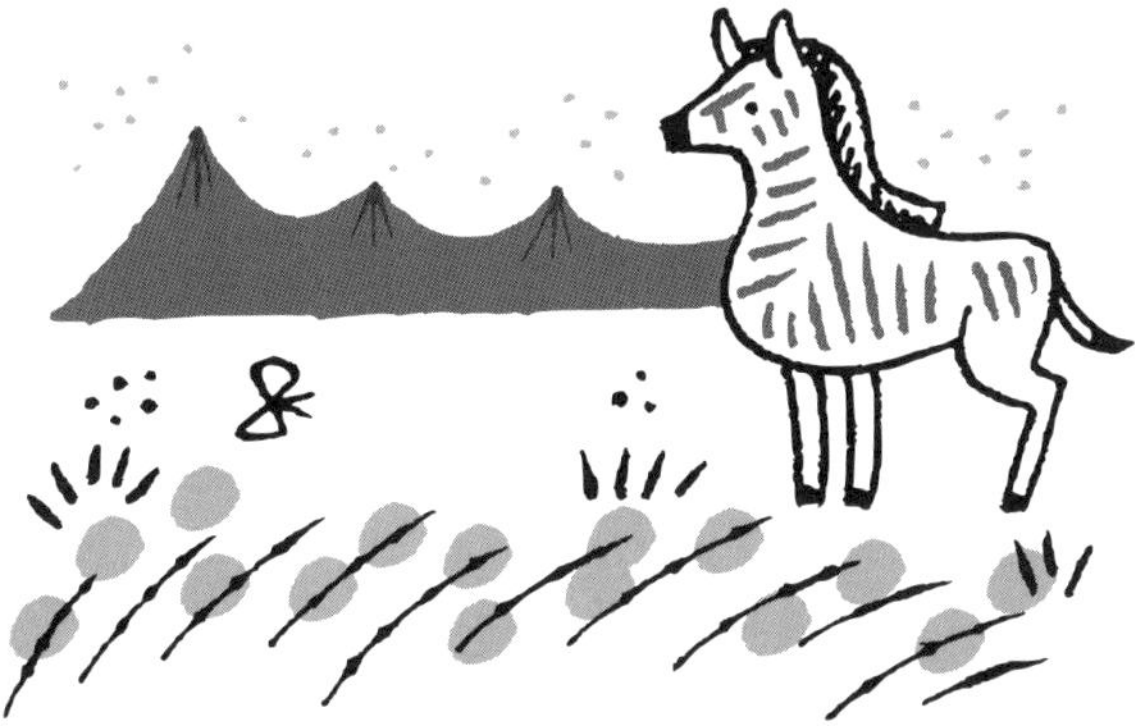

「大いに笑い、大いに泣く」ことをバカにしない

泣くことを知っている人間こそ、本当に笑う。
（五木寛之）

最近のテレビ欄にはプライムタイムはもちろん、深夜にもお笑い芸人が活躍するバラエティ番組がズラリ。それだけ、多くの人が笑いを求めている時代なのかもしれません。

これまでもいろいろな機会にお話ししてきたように、**笑いは最も手っ取り早く、最も効果的なストレス解消法**です。

仕事がうまくいかないとか、人間関係でトラブルを起こしてしまったというようなときには、ヤケ酒を飲むよりも、お笑いライブなどで大笑いするほうがずっと効果があるはずです。寄席《よせ》で漫談や落語を聴くのも、もちろんＯＫ。

親しい友だちに声をかけて一緒に行き、大きな口を開けて声を上げ、手を叩いたりして大いに笑いころげましょう。一人で笑うより二人、三人と仲間と一緒のほうが楽

しさが倍増し、笑いによるストレス解消効果はいっそう高くなります。

また、自宅でお笑い番組などを見て笑うのも大いにおすすめです。会社で面白くないことがあったとか、なんだかイライラして落ち着かないときは、帰りにお笑いDVDやコメディ映画などを借りてきて、お笑い漬けで過ごすといいでしょう。

自宅なら誰に遠慮もいらないのですから、お腹をよじったり、足をバタつかせたりして思いきり笑いころげてください。

「腹をかかえて笑う」「腹の皮がよじれるほど笑う」という言葉があるくらい、笑いと腹筋は密接な関係があります。腹筋を大いに使ってお腹が痛くなるほど笑ったら、クサクサした気分やイライラはきれいに消えているはず。大笑いすればするほど、**脳内で「幸せホルモン」の別名もあるセロトニンが盛んに作り出され、大いに気分が活性化してきます。**

▼涙にはセロトニン分泌を促す効果がある

セロトニンは精神を安定させ、やすらぎにも関与する脳内ホルモンで、幸福感を高める働きがあることで知られます。さらに、ストレス耐性を強化し、喜びをつかさどるドーパミンや、反対に恐怖感などネガティブな感情の高まりをつかさどるノルアドレナリンなどの働きをコントロールして、感情のムラをなくす効果もあります。

セロトニン分泌を促進するためには、大泣きすることがよいことがわかってきました。「涙で洗い流す」という表現がありますが、実際、激しいストレスに対しては、泣いたほうがより効果が大きいことがあるのです。

つらいことがあったときは無理に我慢しないで、わんわん大きな声を出して泣いてしまいましょう。

最近は、泣き歌が人気を集めていて、「泣き歌の貴公子」の別名をもつ林部智史《はやしべさとし》さんなどが多くのファンを引きつけているそうです。林部さんのコンサートには会場からあふれるほどの人が集まり、林部さんが透明感のある声で語りかけるように切々と歌い上げると、滂沱《ぼうだ》の涙を流したり、ハンカチで盛んに目元をぬぐったりしているそうです。

すでに多くの人が、涙を流すことの大きな効果を知っているのかもしれません。

あなたが号泣したのは、いつが最後でしたか？

感情がのっぺらぼうな老人にだけはなってはいけない

生きてりゃ、ホンノ一寸《ちょっと》したこと、
たとえば小便することだって楽しいですよ。（岡本喜八）

人間は感情の動物です。泣いたり、笑ったり、怒ったり、あきれたり……。もっともっと感情豊かであっていいのです。

感情の起伏が激しいことを「幼い」とか、感情を抑えることができる人を「できた人だ」と言う人もいますが、そう決めつける必要はないでしょう。

人生経験を重ねていけば、それだけ多くの出来事に遭遇《そうぐう》します。そのたびに、喜怒哀楽を味わい噛みしめれば、それがその人らしい味わいになっていきます。いい老年につながっていくのは、そんな年のとり方だと思うのです。

喜怒哀楽といっても、「怒り」については否定的に考える人が多いかもしれません。たしかに怒りの感情をそのまま爆発させてしまうと、ビジネスチャンスをだいなしにしてしまったり、せっかく積み上げてきた信頼関係が一気に失われてしまうなど、ネガティブな結果を招くことも多いでしょう。
だからといって、怒るべきときにも怒らない人が増えるのは、それはそれで憂うべきことではないか。私はそう思います。**怒るべきときには大いに怒る。**ただし、怒りの感情をどうぶつけるかが問題で、年齢とともに巧みにできるようになっていく。それを人間的な成熟と言うのです。

毎日、患者さんなど多くの人にお目にかかる仕事を続けていますが、どうも年々、人々の感情の起伏《きふく》が乏しくなってきているように感じられてなりません。

その理由の一つは、コミュニケーション手段がSNSなど人間的な触れ合いなしでもできるものに移ってきたからではないで

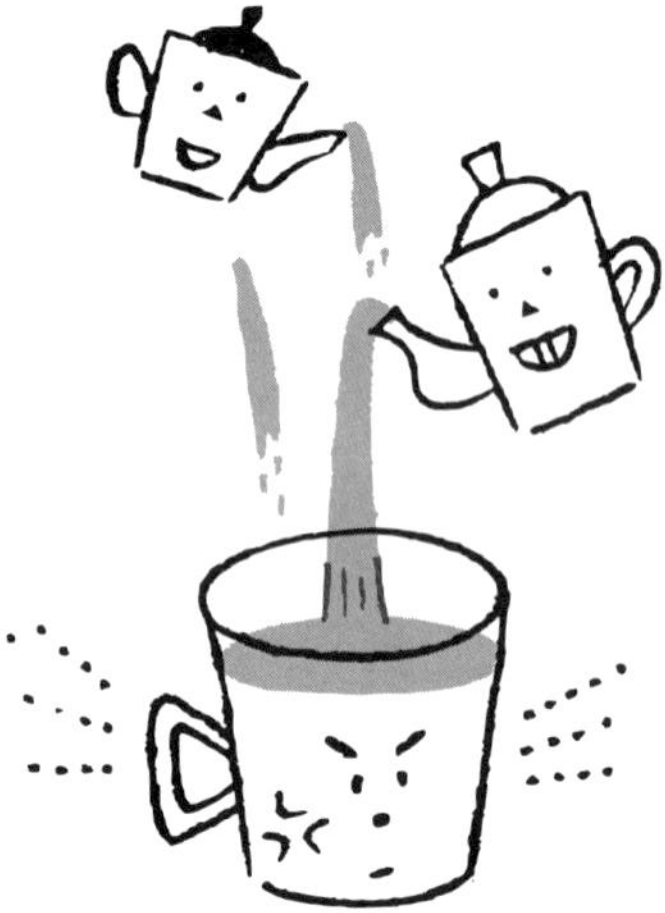

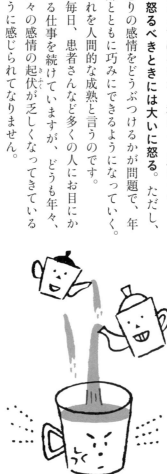

しょうか。

たとえば、子どもや孫の合格発表のニュースを聞く場合も、携帯メールに入っているだけだと、「よかったね」とせいぜい絵文字をたくさん使ったメールを返すぐらい。直接会って聞けば、ハイタッチをしたり抱きしめたりするでしょう。すると喜びは二倍、三倍とふくらんでいきます。

しょっちゅうメールを交換している、あるいはスカイプでよく顔を見ているといっても、それだけでは、感情は強く刺激されないのです。

▼映画や旅行で感動体験を増やす

感情の起伏が乏しくなってきたもう一つの理由は、まあ、それなりに平穏な日々を過ごしている人が増えているからかもしれません。

「そこそこ幸せ」「まあ、うまくいっている」という人が多いのは大いに喜ぶべきことです。「何事もなきはよき哉」という言葉がありますが、まさに至言だと思います。

ただし、それでは感情がのっぺらぼうで起伏の乏しい日々になってしまいがち。映画は、そんな日々に感動や感激をもたらす、手近な方法の一つです。

私は、映画はできるだけ映画館に足を運んで観るようにしています。巨大なスクリーン、周囲が真っ暗で完全に映画に集中できる環境、迫力満点の大音響など、映画館で観る映画の感動はテレビの比ではありません。

映画館のほうも、「もっとシニアに映画と親しんでもらいたい」と各種の割引制度を設けています。六〇歳以上なら使える「**シニア割引**」は、一〇〇〇円程度で映画を観ることができるありがた〜い制度。大人の映画料金は一人一八〇〇円ですから、ほぼ半値です。夫婦のどちらかが五〇歳以上ならば、夫婦とも一人一〇〇〇円程度でOKという制度もシニアにはうれしいもの。土日や祝日でも使えるとあって、この割引もかなり太っ腹。映画館によっては、運転免許証や健康保険証など、年齢を証明できるものが必要なところもあります。

映画のほかにも、シニア割引制度は盛りだくさん。大いに活用して、感動体験をもっと増やしましょう。

たとえば、ディズニーランドは孫と一緒に行くところと思い込んでいませんか。実は、こちらにもシニア割引サービスがあり、六五歳以上だと六七〇〇円。通常の大人料金七四〇〇円より七〇〇円のおトク。夫婦で行けば一四〇〇円も割引されることになります。

東京ディズニーランド開園から三四年が経過して、結婚前、ここでデートをしたカップルもそろそろシニア年代に入るころでしょう。ときには二人きりで行き、もう一度、若い日のデート気分に浸ってみるというのもステキではありませんか。

ネット検索や窓口で調べてみると、シニアだから利用できるサービスは数えきれないほどあります。交通機関や美術館などでも、さまざまなシニアプランを用意していますから、おトクに旅行したり、美術鑑賞などをして感動体験を増やしてみましょう。

以下、代表的なサービスをご紹介しておきます。

◎JAL国内線「当日シルバー割引」

六五歳以上が対象。搭乗日当日に空席がある場合のみ、全国どこでも割引料金で搭乗できます。ただし、予約不可。割引率は区間・季節などによって異なります。

◎JR東日本「大人の休日倶楽部・ミドル」

男性満五〇～六四歳、女性満五〇～五九歳で、「大人の休日倶楽部カード」を保有していると、JR東日本線、JR北海道線二〇一キロメートル以上の乗車券が五%オフに。

◎JR東日本「大人の休日倶楽部　ジパング」

男性満六五歳以上、女性満六〇歳以上で、大人の休日倶楽部カードを利用すると、JR東日本線、JR北海道線二〇一キロメートル以上の乗車券が三〇%オフに。

ほかにも、東京国立近代美術館、国立科学博物館は六五歳以上なら無料で入館できます。外出時には、年齢を証明するものを忘れずに持参すると思わぬおトクに出合えるかもしれません。

まだやったことがないことを、とにかくやってみる

生きるということは、
時間を経験に変えることである。（カレブ・ガテーニョ）

いまは、がんなど病気になることは悲しいことではなく、それまでの自分の生き方を見つめ直し、これから先の生き方を真摯《しんし》に見つめる、またとないチャンスだと考える人が増えてきています。

とくに五〇代ごろに大きな病気を経験すると、そこでいったん足を止めることになるからか、その後の生き方がしっかり、意義深いものになる人が少なくありません。

Fさんもそんな一人。Fさんとのお付き合いももう何年になるでしょうか。一時期はかなり厳しい状況だったこともあるのですが、いまは定期的に検診を受けて、そのときどきに必要な対応をしています。

彼女は非常に積極的に生きていて、いつもなにか新しいチャレンジをしています。いまでは、その報告を検診日に聞くことが私の大きな楽しみになっているくらいです。

「先生、いま、私、タイ語に凝《こ》っているんですよ」

先日も彼女は楽しそうに、最近始めたチャレンジについて話し始めました。

「へえ、なんでまたタイ語なんですか？　タイ旅行の予定でも？」

「とくに理由はないんです。強いて言えば、あのカタツムリみたいな文字に興味を引かれたというところかな」

こんな具合で、これまでも胡弓《こきゅう》を習い始めたり、マンション・コンシェルジュとして週二回程度、仕事をしてみたり……。こうして次々と新しいことに挑戦することが、現在の彼女の尽きないエネルギー源になっているようです。

新しい体験をすると、脳の働く領域が新たに増えます。脳内で、脳神経のネットワークがさらに広がり、その結果、脳の活性化を図ることができるのです。

まだ、やったことがないことに次々とチャレンジしたり、行ったことがないところに出かけてみる。こうした新たな挑戦に加えて、積極的に人間関係を広げて、新しい人と話をする機会を増やすことは、生き生きと年齢を重ねていく秘訣です。

近年、多くの脳科学的研究によって、脳が生き生きと働いている人は見た目も若々しく、心身ともにいつまでも元気であることが明らかになってきています。

▼こんなにある、身近な新しいもの体験

新しい挑戦といっても、大げさに考える必要はありません。

たとえば、スーパーで新顔野菜を見かけたら、迷わず買ってみる。

外食する場合には、これまで食べたことがない品を一品は頼んでみる。

自分には縁がない店だと思い込んでいた、若者向けの店をのぞいてみる。

テレビを見るときも、これまで見たことがないＢＳの番組や地元局の番組にも目を向ける。

ちょっと考えてみただけでも、こんなにいろいろあるでしょう。

私の話を聞いたある知人は、一週間に一度は新しい体験をしようと決め、身のまわりでできる新しい体験探しに凝りまくっています。その結果、「**いつも〝新しいことはないか〟という目で物事を見る**ようになり、毎日、ワクワクして暮らすようになった」と上機嫌です。

新しいことを探すだけでも、人は元気になるのですね。

人生も折り返し地点、人とくらべるのはもうやめよう

他人が笑おうが笑うまいが、
自分の歌を歌えばいいんだよ。（岡本太郎）

「神様って、ときどき手抜きをするのよねぇ」

ナース同士がこんな話で盛り上がっていました。詳しく聞くと、ある女優さんが来院され、その美しさに圧倒されたとか。

「神様が本気になれば、あんな美形も創造できるのに、私たちのときは明らかに手を抜いた」というわけです。

私も思わず笑い出したくなりましたが、そこはじっと我慢。笑ってしまったら、彼女たちは手抜き作品だと認めてしまうことになりますから。

まあ、これは笑い話ですむ段階なのでそう心配はないのですが、なかには自分と他人をくらべて、コンプレックスに陥ってしまうケースも少なくありません。

自分は自分、人とくらべても自分がその人になれるわけではないし、くらべたとこ

ろで意味はないとわかっていても、人は他人が気になって仕方がない生き物なのです。

そして、相手のほうがいいと思うと嫉妬したり、コンプレックスや自己嫌悪に陥ったりするわけですが、でも、こんな思いで年齢を重ねていくのは、せっかくの人生がもったいなさすぎます。

▼自分自身にもっとやさしく、誰よりも自分を愛す

コンプレックスや人間関係からもたらされるストレスの解消法について、最近、人気の心理学者・アルフレッド・アドラー（一八七〇～一九三七・オーストリア）はこんなふうに語っています。

コンプレックスは誰かと自分をくらべることから生まれるマイナス感情です。「彼のように足が長かったら」「彼女くらい整った顔立ちだったら……」。誰かとくらべ、こうしたコンプレックスを持つことは誰にでもよくあることです。

でも、四〇年も五〇年も生きてくれば、何万回、そう思ったところで、なんの変化も起こらないことはわかっているはずです。人は人。自分は自分と、人と自分をくらべなければいいわけです。

でも、つい、人とくらべてしまう……。アドラーは、こうした、よくある心理をけっして否定しません。「人とくらべるな！」とは言わないのです。そのかわりにこう言っています。

「誰かと自分をくらべて明らかに相手のほうがすぐれているとしても、**あの人、ちょっといいなあ、と思う程度に止めておく**ようにするといいのです。そうすれば、嫉妬にまでは発展せず、苦しまずにすみます。次に自分に目をやって、自分のいいところをできるだけたくさん数えあげ、自分を支持する気持ちを強く持つようにしてみましょう」

こうすれば、底深いコンプレックスにおちいることは避けられる、というわけです。

また、アドラーは、「課題の分離」という考え方でストレスを避ける方法も提唱しています。「課題の分離」とは、いま、自分にストレスをかけているその問題は、自分自身の課題なのか、そうではないのかを考えようとする方法です。

たとえば、リタイア後の夫が何もしようとしないで毎日、ボーッとしているだけ。その姿を見ているとイライラし、ストレスを感じてしまうとしましょう。でも、ボーッとしていて、むなしい毎日に見えたとしても、それは自分自身の問題ではなく、夫の問題なのです。このように、イライラすることと自分を「分離」して考えてみる。

そうすれば、それは自分の「課題」ではないと気づき、自分は責任を感じなくてよいから、イライラはなくなる……とアドラーは指摘しています。

なんでも、自分の問題だ、自分の責任だと考えるからストレスになってしまうというわけです。

私もこうした考え方に賛成です。

日本では、「自分に厳しく」とよく言います。でも、私はその反対で、自分くらいは自分を責めず、もっとやさしく、もっと甘くていいのではないか、と考えています。

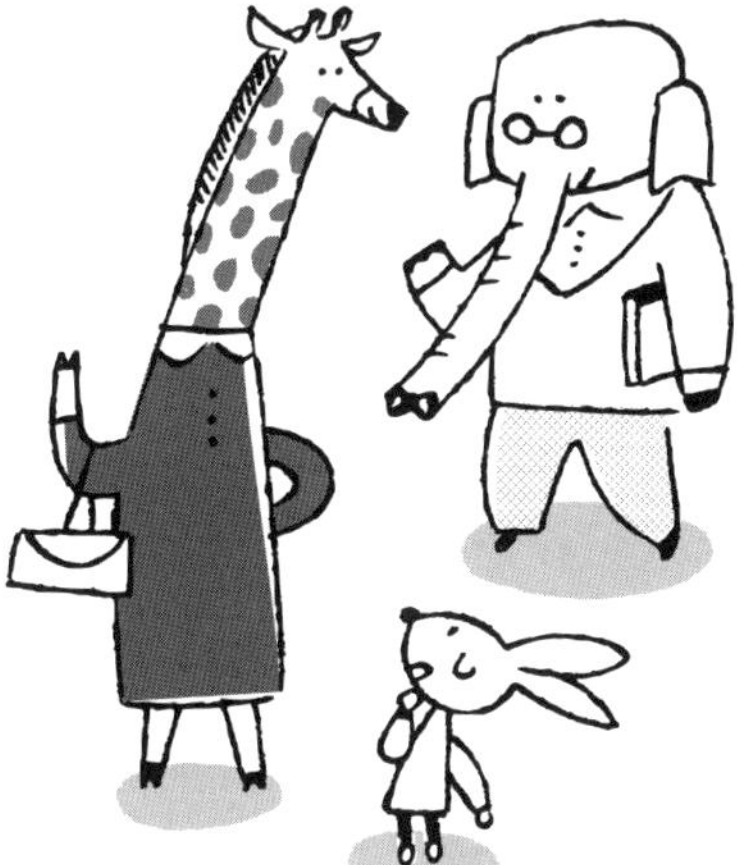

▼劣等感は成長のバネになる

「そんなことを言われても、自分にはなんの取り柄もないし……」と言う人もいるでしょう。そんな人はこんなふうに考えてみてはどうでしょうか。

「劣等感は誰かとくらべた結果、生じたものではなく、理想の自分と現実の自分のギャップだ」

これもアドラーの考え方です。

理想の自分といまの自分のギャップなら、自分が理想に向かって進んでいこうと決意すればいいだけです。つまり、「自分を変えていけばいい」ということです。

他人に振りまわされるのではなく、自分が変わる、自分がステップアップしようとする。こういう生き方は、自分基点なので苦しくなく、むしろ、心地よい生き方につながっていきます。

「あなたはあなたでいい。私は私でいい。私は私で最高の私をめざす」と言い切って、一歩ずつでいいから、自分が望む方向に進んでいけばいいのです。

そんなふうに生きていこうと方向性を変えるだけで、ずっと気がラクになり、他人との違いからくるストレスから解放され、のびやかな心地を取り戻せます。

写経、写仏……時間を豊かに使って「頭を空っぽにする」

幸福はたった一つの形のものだと
思い決めたところから不幸がはじまる。（佐藤愛子）

「おや、もうこんな時間なんだ。すっかり夢中になってしまって」と、あることに熱中していると時間のたつのも忘れてしまうものです。ところが年齢を重ねてくると、こういうことが少なくなってきます。

いつもどうでもいいようなことをあれこれ考えていて、その結果、頭が疲れてくると、考えはどうしても否定的な方向に進んでいきます。こうした頭の疲れをほぐすには、ほんの少しの間でいいので、頭を空っぽにするようにしましょう。

「でも、どうすれば頭を空っぽにできるのだろう？」という人には、私は「お寺に行くといい」とおすすめしています。

仏教の勉強をしているうちに、私は仏教の修行のなかには「**無念無想**」という、いわば頭を空っぽにするためのものがいくつもあることに気づき、大いに感銘《かんめい》を受けたものです。

人間はどうしても雑念にとらわれがち。ところが仏道修行をしていると、そうした雑念から解放され、清々《すがすが》しい気持ちになれるのです。

写経や写仏はその一つです。

写経は文字どおり、ひたすら経文を写し書くこと。たいてい『般若心経《はんにゃしんぎょう》』が使われます。

『般若心経』はわずか三〇〇字足らずの本文に大乗《だいじょう》仏教の心髄が説かれている経で、多くの宗派で一般の人でも唱和できる経典として用いられています。おそらく、ほとんどの人がこれまでに『般若心経』を唱えたことがあるのではないでしょうか。

写仏は仏像を写し取ること。お寺で、**ご本尊など大事な仏像を薄く印刷した紙を分けていただき、それをなぞって描いたり、彩色する修行**のことです。

写経、写仏の用紙は書店や通販でも手に入りますが、できればお寺に行って求め、用意されている部屋があれば、そこで行うほうがよいでしょう。こうした環境だと集中しやすく、頭を空っぽにしやすいからです。

ふだんは観光や墓参のためぐらいしか訪れないお寺が違った空間に感じられ、心が洗われ、頭だけでなく、気持ちをすっきりリセットできます。

▼座禅、腹式呼吸などで雑念を払う

写経や写仏の機会を通じてお寺になじんできたら、さらに一歩進んで、座禅会に参加してみてはいかがでしょうか。一般参加の座禅は本格的な仏道修行の座禅よりやさしく、心が乱れたときに打つ警策《きょうさく》の使い方もそれほどきつくないようです。

何回かお寺で座禅の経験をすると、自宅でも自分で座禅ができるようになってきます。無性にイライラしたり気持ちが落ち着かないときには座禅を組み、目を閉じれば、心を空っぽにでき、ストレスを解消できます。

座禅で大事なのは呼吸です。いわゆる腹式呼吸で、次のように行います。

背筋をすっと伸ばし、両手をお腹の前で組み、最初に大きく息を吐きます。下腹にたまっている空気を全部吐き出したら、次に自然に息を深く吸い込みます。ここでいったん息を止め、ふたたび、大きく吐いて吸うを繰り返します。**吐く・吸うのバランスは二対一ぐらい**。吸ったときに、お腹がへこめば腹式呼吸ができている証拠です。

腹式呼吸をマスターしたら、次は「数息観《すそくかん》」を行い、心を調えます。

数息観は文字どおり、自分の呼吸を数えることで、最初の息を吐き出すところはノーカウント。次の息を吸うところで「イー」、次の息を吐き出すところが「チィー」、次に吸うときに「ニー」、吐くときに「ィー」、次に吸うときは「サァー」、吐くときに「ンー」という具合に、吸う・吐くで一回と数えます。このときに、**数え方を間違えないこと。雑念をまじえないこと。**この二つが大切なポイントです。

「いったい、いくつ数えるまでやればいいの？」と思った人もいるでしょう。一般の人なら一〇分程度を目安にしてください。慣れたら少しずつ延ばしていきましょう。

腹式呼吸を身につけたら、ふだんでも朝・夕、また、神経が疲れたと思うときなどに腹式呼吸を試みましょう。初めのうちは一〇回程度で十分です。

呼吸では、息を吐くときには副交感神経が、吸うときには交感神経が活発に働くので、腹式呼吸をすることにより交感神経がバランスよく活発に働いて、全身の健康アップを図れます。

また、セロトニンの分泌を促す効果もあるので、気分がさわやかになり、くよくよした悩みなどいつの間にか頭から消えてしまいます。

備えは必要最小限に、いまを充実させることを優先する

年齢というものには元来意味はない。
若い生活をしているものは若い。
老いた生活をしているものは老いてくる。（井上靖）

「ねえ、この洋服、貸して！」と言っているのは六〇代のシニア女性。「貸して！」と頼まれているのは三〇代のキャリア女性。二人は叔母・姪の関係です。

叔母さんのほうはこれから同年代の女性と、若い女性の間で大人気の青山のチョコレートバーに行くのだとか。この人はこんなふうにおしゃれをして週二〜三回は出かけ、従来のおばあちゃんのイメージはまったくありません。趣味はボウリング、カラオケとバス旅。週に一度は近くの老人施設でお昼ごはん作りのボランティアをしているなど、社会的活動にも積極的です。

男性の間でも、シニア仲間とバンドを結成したり、バイクでツーリングしたりという人が増えていますね。

現在、六〇代半ば過ぎ、高齢者の仲間入りをしたばかりの年代はいわゆる団塊世代

で、戦後二～三年後に生まれた大人口群。彼らはジーンズ、ミニスカートをはき、ビートルズに憧れ、大学ではかわいい彼女を見つけてデートを楽しむというような、それまでの世代とはまったく異なる文化をつくってきた世代です。

そのパワフルで、自分らしい生き方を貫く姿勢は六〇代になっても失われることなく、リタイア年齢を迎えても、しょぼんと社会の片隅で生きることなど受け入れません。

それどころか、人生、エンジョイするのはこれからだとばかりに、旅行だ、趣味だ、ボランティアだと第二の人生を目いっぱい楽しんでいます。

老後ではなく第二の人生。第一の人生よりも自由で時間もたっぷりあります。子どもを育て終え、まだ現役ならばお金もあるでしょう。リタイア後だとしても年金もあれば、退職金を手にしたばかり。それを原資にもっと生き生き、もっと楽しく、もっと生きがいをもって。**シニア期は好きなことができる人生の黄金期**といわんばかり。

これまでは五〇歳を過ぎ、六〇歳を過ぎ、まして定年になったら「人生のピークは終わり」だと考え、なんとかそれ以上老いないことを心がけていたものです。しかし、現在のシニア世代は「人生はこれから」と大張り切り。現役時代とはまた違った、生きがいにあふれた人生へと漕ぎ出していこうとしています。

▼新しい〝大人世代〟の時代が始まった

年齢だけ見たら〝老人〟の部類に入るのでしょうが、体も心も、見た目も行動も、どこから見ても従来のイメージの〝老人〟には入らない、そんな新しい層を「新しい大人世代」と呼ぼうという動きが始まっています。

広告代理店の博報堂では「新しい大人文化研究所」を開設し、彼らの価値観やライフスタイルを調査・研究し、これまで数々のレポートを発表しています。それによれば、日本は長らく若者が文化の中心だったけれど、**これからは大人世代が豊かで個性的な文化をつくっていく時代になる**というのです。

実際、最近は、本格的なグルメを楽しんだり、ゴージャスな旅に人気が集まっているのです。九州を豪華列車で回る「ななつ星in九州」は三泊四日、一人あたり六三〜一五五万円。それでも先の先まで予約でいっぱいという盛況ぶりだそうです。

人生は一日一日をどう過ごすか、その積み重ねです。シニア期を迎えたら、とことん自分らしく生きていこう、でいいのです。これまではやりたかったけれど仕事や家族の世話などでできなかったことを、どんどん実現していきましょう。

そんなふうに第二の人生を楽しんでいるうちに、誰もがもっと年をとり、やがて死が訪れます。老いない人間はいないし、死なない人間もいません。そんな当たり前のことを不安だと考え、**健康のための健康づくりに歯をくいしばり、必要以上にお金をため込むような生き方は、自分の人生を大事にした生き方とは言えない**でしょう。

もちろん、ある程度の備えをすることも自分の人生に対する責任です。しかし、過剰に心配したり、必要以上に備える必要はありません。「老後が不安だ、不安だ」と、いまから萎縮してしまうのはもったいない。私にはそう思えます。

九〇代になっても「私、死なないような気がするの」と言っていた作家の宇《う》野《の》千《ち》代《よ》さん。一〇〇歳の誕生日に着るのを楽しみに桜模様の振袖を作っていたとか。九八歳で人生の幕を閉じたとき、その振袖で棺をおおい、旅立っていかれたそうです。

宇野さんのように、年齢を重ねていくことを楽しいことに変えてしまう。老いていくのではなく、楽しく充実した日々を重ねていくのだと考える。それが、この先に進んでいく、いちばんいい生き方ではないでしょうか。

人の一生はどこまでも幸せを深めていくようにできている

夕映えが美しいように、
老人から見た世界は美しいのです。（伊藤整）

五〇歳前後になると、ある日、ふっと肩の力が抜けて、「ラクになってきた」と感じることがあるものです。

若いころ、野望に燃えながら描いていた将来ビジョンの実現はちょっとむずかしそうだとわかっても、「自分なりにがんばってきたのだから」と、穏やかに納得できる心境に至るのです。

我が子にしても、小さいころは「すごい、天才じゃないか」と思ったこともあって大きな希望を抱いたものの、いまではどこにでもいる普通の若者。考えてみれば、自分もパートナーもごく普通の人間。「その子だもの、普通で当たり前じゃないか」と自然に思えるようになっていたりします。

年齢を重ねていくことは、人生とはそうそう思いどおりにはならないのだと、徐々

に現実を受け入れていくことかもしれません。

それは決してつらいことでも、さびしいことでもありません。当たり前のことを当たり前に受け入れられるのはむしろ心地よいことなのです。

人は一人ひとり、すべての面で異なる存在です。ある人にはできて、自分にはできないこともあります。そんな場合には、それ以上抵抗することも、無理に背伸びすることもそろそろやめて、あきらめることも覚えましょう。

あきらめることは後ろ向きの選択だと思う人もいるでしょう。でも私は、あきらめることは現実を心素直に受け入れること。潔く、すっきり芯の通った生き方の一つでもあると考えています。

▼めざすは、「老年的超越」に行き着くこと

長寿中の長寿、センテナリアンの調査などを通して、人は加齢に関しても、心身ともに、みごとな仕組みをもっていることが、しだいに明らかになってきています。

その一つが、「老年的超越」と言われる心境に達することです。

年齢を重ねるにつれていろいろなことを抵抗なく受け入れられるようになり、しだ

いに毎日が心地よく感じられ、幸福感が高まってくる。こうした心境に達することを、「老年的超越」と言います。

ある程度、年齢を重ねると、つまらない悩みや心配したところでどうにもならないことは超越してしまい、すべてを穏やかに受け止められるようになるのです。

年をとるにつれて、若いときには気になって仕方がなかったことがだんだん気にならなくなり、人生は自分の思いどおりにはいかないことも経験的にわかってきます。

さらに、人に期待してはいけないし、自分の人生は自分なりに生き、どんな結果も自分で受け止めなければいけないと、悟りに近い境地になっていきます。

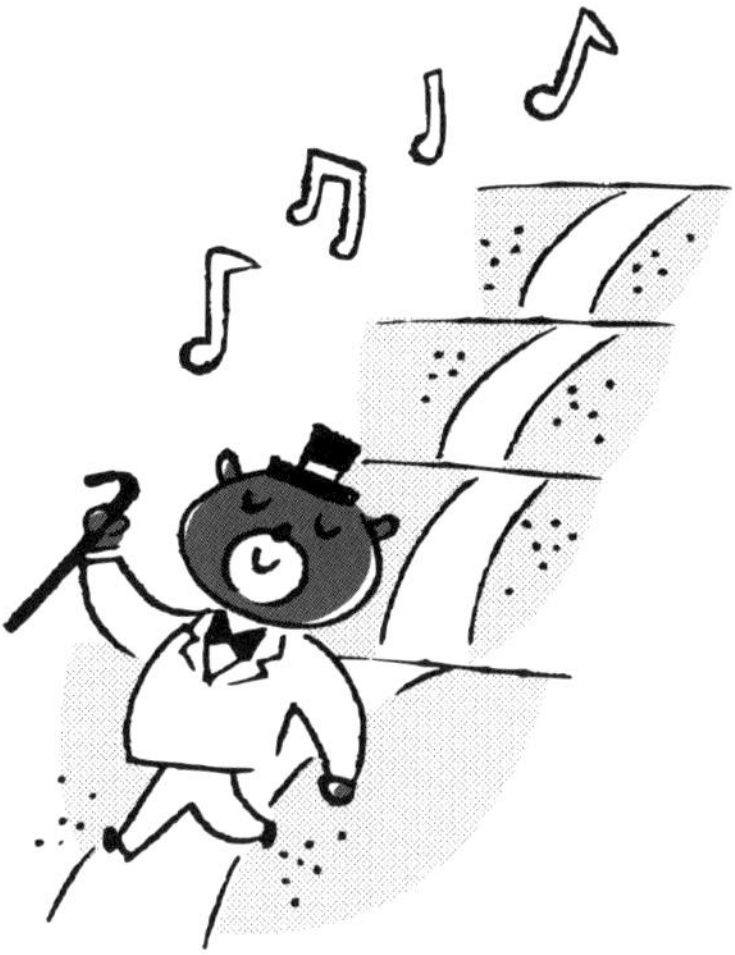

その結果、たどりつくのが「老年的超越」で、ここに至ると、現在のどんな状況も、「こんなに幸せなことはない」と感じられるようになるといいます。

一〇〇歳超えの人生を生きてきた人々に尋ねると、**ほぼ八割が、「いまがいちばん幸せ」と答える**そうです。

この老年的超越が高まってくると、体に悪いところがあったとしてもあまり気にならなくなり、できる範囲のなかで楽しみを探して、幸福感に浸って生きるようになるようです。

最近の研究により、老年的超越によって幸福感に浸ると、**細胞分裂を促すテロメアが短くなりにくくなる**という驚異的な事実も発見されました。

テロメアが短くなると、細胞分裂が停止に向かい、そして最後は「死」というわけですが、老年的超越に至ると、テロメアが短くなりにくくなり、いっそうの長寿へとつながっていくのです。

人の一生はどこまでも幸せを深めていくようにできている。そう考えることもできそうですね。

言うまでもなく、老年的超越による幸福感を味わうには、健康で長生きすることが基本条件です。体が健康であることはもちろん、認知症予防も大切です。認知症になってしまったら、自分が幸福かどうかもわからなくなってしまうのですから。

この先に待っている、限りなく深い幸福感に満たされた人生最良の日々。それを確実に我がものにするためにも、この本でご紹介してきたことを一つでも多く明日からの日常に取り入れて、一日一日を生きていっていただきたいと願います。

もちろん、私自身もそう生きていこうと、自分に誓っています。

本作品は当文庫のための書き下ろしです。

保坂隆（ほさか・たかし）

1952年山梨県生まれ。聖路加国際病院リエゾンセンター長・精神腫瘍科部長、聖路加国際大学臨床教授。慶應義塾大学医学部卒業後、同大学精神神経科入局。1990年より2年間、米国カリフォルニア大学へ留学。東海大学医学部教授（精神医学）を経て現職。著書・監修書に『精神科医が教える50歳からの人生を楽しむ老後術』（大和書房）、『人生の整理術』（朝日新聞出版）、『精神科医が教えるお金をかけない「老後の楽しみ方」』（PHP研究所）、『人間、60歳からが一番おもしろい！』（三笠書房）などがある。

だいわ文庫

精神科医《せいしんかい》が教《おし》える

50歳《さい》からのお金《かね》をかけない健康術《けんこうじゅつ》

著者 保坂隆《ほさかたかし》

二〇一七年五月一五日第一刷発行

発行者 佐藤靖

発行所 大和《だいわ》書房

東京都文京区関口一―三三―四 〒一一二―〇〇一四

電話 〇三―三二〇三―四五一一

フォーマットデザイン 鈴木成一デザイン室

本文デザイン 菊地達也事務所

本文イラスト 福々ちえ

編集協力 幸運社、菅原佳子

本文印刷 信毎書籍印刷 カバー印刷 山一印刷

製本 小泉製本

ISBN978-4-479-30651-1

乱丁本・落丁本はお取り替えいたします。

http://www.daiwashobo.co.jp